Vaccins Covid

Lucia Canovi

Vaccins Covid

159 témoignages
sur leurs effets réels

« Tout homme bien portant est un malade qui s'ignore. »
Knock, ou *Le Triomphe de la Médecine*

« Presque tous les hommes meurent de leurs remèdes et non pas de leurs maladies. »
Le Malade imaginaire

Préface

Ce livre est un recueil de témoignages de première main sur les effets des vaccins contre le covid, suivi par quelques réflexions qui vous aideront, je l'espère, à les mettre en perspective.

Ces témoignages, je les ai trouvés sur les réseaux sociaux, où les gens s'expriment librement et spontanément.

Pour les rendre plus lisibles, plus accessibles, j'ai corrigé les fautes d'orthographes et de syntaxe qu'ils comportaient. Les personnes qui témoignent abrègent souvent les noms des vaccins pour que leurs témoignages ne passent pas les filtres de la censure, j'ai donc rétabli les noms complets des vaccins en question. J'ai aussi enlevé les émoticônes et les surplus de ponctuation, et supprimé les passages qui n'apportaient rien aux témoignages en tant que tels. Bref, je n'ai rien falsifié, rien changé au sens, rien ajouté de mon cru ; je me suis contentée de resserrer et améliorer la forme de ces témoignages pour que vous puissiez les lire avec plus de facilité et de plaisir.

Mais compte tenu de leur contenu, *plaisir* n'est sans doute pas le mot qui convient le mieux...

Il faut que vous ayez conscience que ces témoignages ne représentent qu'une infime fraction de ceux que l'on trouve sur les réseaux sociaux dès que l'on se donne la peine de chercher un tant soit peu.

Ils ne constituent qu'une toute petite goutte d'eau amère dans un immense océan de deuils et de souffrances. Je n'exagère pas : actuellement, les témoignages en français sur les effets graves et désastreux des vaccins se comptent par milliers, et des nouveaux paraissent tous les jours.

Il faut aussi que vous sachiez que ces témoignages sont de plus en plus censurés... Par exemple les groupes Facebook où les victimes s'expriment sont difficiles à trouver, ils sont infestés de trolls, se font régulièrement fermés par Facebook sous des prétextes variés, etc.

La guerre a été déclarée à tous les peuples, autrement dit à tous les gens, autrement dit à vous et moi. Nous devons le savoir et défendre notre peau, notre vie, contre ceux qui veulent réduire la population mondiale à 500 millions d'individus.

Gardons à l'esprit que pour être commis au nom de la science, de la médecine, de l'intérêt général et de notre santé, un meurtre n'en reste pas moins un meurtre. Et l'accumulation de tous ces meurtres forme indiscutablement un génocide.

À nous d'alerter ceux qui n'ont pas encore compris la situation pour qu'ils aient une chance d'y survivre. Si vous connaissez une personne qui pense à se faire vacciner, sauvez-lui la vie : offrez-lui ce livre.

Par ailleurs, si vous êtes vacciné et que vous souffrez des effets graves et désastreux du vaccin, vous constaterez en lisant ce livre que votre cas n'a rien d'unique... Malheureusement, vous êtes très loin d'être une exception.

Enfin, si vous êtes vacciné et que vous vous portez comme un charme, sachez que vous avez sans doute eu la chance de tomber sur un placebo (il y en a) et réfléchissez bien avant de vous faire

PREFACE

piquer une autre fois. On ne tombe pas toujours sur du sérum physiologique. À quoi bon sauver son salaire si c'est pour perdre sa santé, endurer des souffrances atroces, et abréger son existence ?

Votre vie est précieuse.

Lucia Canovi,
le 28/08/21.

I. Témoignages

1.

Aujourd'hui, je suis en colère et très triste parce que le grand-père de mon fils est décédé.

Alors, certes, aucun lien n'a été fait avec la vaccination, mais quelques jours après sa première dose, il a perdu la vue de son œil droit. Après sa deuxième dose, il a eu un problème à l'oreille droite. Le médecin a dit qu'il avait une otite... Et en quelques jours, il ne s'est plus alimenté et a été hospitalisé. Les médecins, malgré deux biopsies, n'ont pas trouvé de quoi il souffrait. Aucun cancer, aucune autre maladie. C'était un homme en bonne santé. Il vient de s'éteindre aujourd'hui.

Je ne crois pas à une coïncidence, car ses problèmes de santé ont commencé après qu'il ait reçu sa première injection... Merci de m'avoir lue, et courage à tous ceux qui subissent les effets de ces poisons.

2.

Bonjour à tous, je ne suis pas vacciné, et pour cause.

Je vis en Guyane et je suis réserviste dans les forces armées locales. J'aime beaucoup partir en forêt sur les missions de lutte contre l'orpaillage illégal. Seulement depuis plusieurs mois, le commandement a décidé que sans vaccin il ne serait plus possible de participer aux activités de la réserve.

Un camarade très solide et bien entraîné s'est fait vacciner pour continuer... le soir même, j'appelais le SAMU : il s'était effondré et avait perdu connaissance.

Je vous remercie sincèrement de partager vos expériences et vos angoisses, car votre courage va certainement protéger d'autres personnes. Merci à chacun de vous. Je vous souhaite un rétablissement rapide et complet. J'espère aussi que vos souffrances seront reconnues à leur juste valeur.

3.

Ma grand-mère est allée à l'hôpital une semaine après la deuxième injection. Elle avait de l'eau dans les poumons.

4.

Un de mes anciens collègues est décédé début juillet, quelques heures après la deuxième dose d'AstraZeneca, il avait 52 ans et pas d'antécédents particuliers... Se sentant fatigué après l'injection, il est allé se reposer et ne s'est jamais réveillé.

5.

Un ami de ma sœur s'est effondré quelques heures après son injection. Arrêt cardiaque, il est décédé.

6.

Ma cousine a fait le vaccin Pfizer une après-midi à 14 h. Le soir même, elle se retrouve à l'hôpital avec une myocardite... Elle n'a que 22 ans.

7.

La nièce de ma mère, 20 ans, était en pleine forme. Elle a fait la seconde injection de vaccin et trois jours après, elle a eu une embolie pulmonaire.

8.

Ma femme, mon fils et moi sommes passés à la piqûre mardi dernier avec Pfizer. Ma femme a eu un coup de fatigue, des frissons et mal au bras. Moi, pareil.

Mon fils, lui, a eu des maux de tête assez violents, des frissons importants, un réveil de la douleur, et un gonflement du mollet droit où il avait fait une phlébite il y a huit mois, le tout accompagné d'une fatigue extrême. Il a fini le soir même chez le médecin, qui lui a dit que tous ses maux étaient dus au vaccin. Le lendemain, on lui a fait une prise de sang pour s'assurer qu'il ne faisait pas une thrombose.

Quelques instants après la piqûre, mon fils et moi avons ressenti un goût métallique[1] dans la bouche, qui est parti deux bonnes heures après.

9.

Mon père, 78 ans, triathlète, maître nageur et prof de gymnastique, s'est fait vacciner le Pfizer à cause de l'insistance de son médecin de campagne.

Ce médecin prétendait qu'il était dans une classe à haut risque et qu'il devait absolument le faire... Mon père n'était pas chaud du tout pour cette vaccination, mais il est de cette génération qui fait confiance à son médecin de famille.

Passionné de planche à voile et de vélo, sports qu'il pratiquait au quotidien, il a dû stopper ses activités sportives après sa première dose de vaccin : des maux de tête étaient apparus et ne passaient pas...

____

1 Sans doute dû à l'oxyde de graphène présent dans les vaccins.

Suite à ces maux de tête, il a demandé à ne pas faire la deuxième dose, mais son médecin lui a dit que c'était absolument nécessaire et que ces maux de tête n'avaient rien à voir avec le vaccin, qu'il *psychotait*. Il a fait la deuxième dose et quelques semaines plus tard, un AVC l'a foudroyé.

À l'hôpital, lors de l'IRM, les médecins m'ont appris que l'AVC résultait de thromboses au cervelet et qu'avant ce dernier, de multiples petits AVC provoquant l'explosion de petits vaisseaux dans le cerveau avaient eu lieu, d'où ses violents maux de tête qui ne passaient pas.

Les séquelles de son AVC ont été une perte de la parole, une paralysie du côté gauche puis du côté droit et enfin l'impossibilité d'avaler quoi que ce soit, même sa salive qui tombait dans ses poumons.

Au bout de quelques jours, mon père a été placé sous morphine, à dose de plus en plus forte, jusqu'à ce que son cœur s'arrête, ce qui a pris quelques jours. Comme il a un profil de sportif, son cœur s'accrochait malgré des montées à plus de 200 pulsations...

Je travaille à l'étranger, j'ai malheureusement suivi les événements à distance. Ne voulant pas m'inquiéter, mes parents minimisaient les choses. Même l'hôpital me disait qu'il était stabilisé et qu'avec de la rééducation, il allait se remettre.

J'ai juste eu le temps de rentrer et de le serrer dans mes bras avant de le voir partir, squelettique, ne pouvant plus manger et nourri par des tubes, son corps ayant consommé sa masse musculaire...

Triste fin pour l'homme qu'il a été.

10.

Suite à sa deuxième injection de vaccin Pfizer, notre ami, âgé de plus de 65 ans, a eu de la fièvre et des nausées. Il a aussi été extrêmement fatigué. Il a fait ensuite une embolie pulmonaire : deux caillots, un à chaque poumon. Son médecin était choqué.

À aucun moment le vaccin n'a été remis en question. Ni par les médecins ni par cet ami lobotomisé par la télévision.

11.

J'ai déjà fait état de mes propres effets secondaires suite au vaccin Pfizer. Je vais un peu mieux. Si je viens aujourd'hui, c'est pour témoigner pour le compte de ma mère.

Ma mère, 83 ans, est doublement vaccinée au Pfizer depuis le 7 mars. Je pensais qu'elle avait plutôt bien supporté ce vaccin puisque, en apparence, elle n'avait eu pour ainsi dire aucun effet, si ce n'est une fatigue qui avait duré une bonne semaine lors de la première dose.

Mais voilà que ces derniers temps, je constate des hématomes ici et là sur ses mains, ses bras... Puis, l'infirmière qui s'occupe d'elle quotidiennement me signale des hématomes sur ses jambes.

Hier matin, 27 août, j'appelle le médecin qui vient la voir et lui prescrit dans la foulée une prise de sang avec titrage des D-Dimères. À 16 h 30, le médecin m'appelle pour m'informer que son titre de D-Dimères est 40 fois supérieur à la normale ! Il me dit de passer le voir de suite pour rédiger une ordonnance d'admission aux urgences parce qu'il y a un risque important d'embolie pulmonaire !

J'appelle le médecin du 15 qui, après une longue conversation, nous envoie une ambulance pour la transporter à l'hôpital.

Seulement voilà, lorsque nous arrivons aux urgences le médecin-urgentiste s'insurge et me demande pourquoi le médecin traitant a demandé un contrôle des D-Dimères ! Je lui réponds posément que c'est plutôt à lui qu'il faudrait poser la question. Bref, la doc n'avait pas du tout l'air d'apprécier... Puis elle me demande si ma mère a été vaccinée et si oui, à quelle date ? Je lui fournis les informations et elle me rétorque que « cela n'a rien à voir avec le vaccin ».

Pourtant, je n'avais absolument pas insinué que le vaccin pouvait être en cause !

À l'heure actuelle, ma mère est toujours en observation, placée directement dans l'unité Covid-19... On ne m'a pas expliqué le choix de cette unité.

Je suis pour ma part rentrée à la maison à 2 h 30 avec beaucoup d'amertume et des questions restées pour le moment sans réponses.

Ce qui m'interroge, et qui de fait est vraiment problématique, c'est le fait que l'urgentiste n'ait pas apprécié que le médecin traitant demande un contrôle des D-Dimères... Les urgences auraient-elles un intérêt particulier à ce que les D-Dimères ne soient pas contrôlés après la vaccination anti-covid ?

Mon hypothèse est qu'ils cherchent à dissimuler le nombre de cas de vaccinés présentant des risques thrombo-emboliques en lien avec la vaccination. Ils minimisent ainsi le nombre réel d'effets secondaires qui devraient faire l'objet d'une déclaration officielle à l'ANSM.

C'est révoltant !

Après avoir subi moi-même une longue liste d'effets secondaires d'ordre neurologiques incroyables depuis le 18 juin, effets qui persistent encore même s'ils se sont atténués, c'est au tour de ma mère d'avoir des effets bien plus graves quatre mois après sa deuxième dose !

Les effets sont donc très certainement imprévisibles dans le temps.

12.

Bonjour. Je me suis fait vacciner le Moderna il y a 15 jours.

À contrecœur : j'étais obligé de le faire pour pouvoir aller travailler, car je suis dans la restauration.

Depuis, j'ai très mal au ventre, mon ventre est très gonflé, je ressens une douleur énorme au niveau de l'estomac... J'ai revu le médecin qui m'a mis sous traitement. À cela s'ajoutent des maux de tête et une fatigue intense.

13.

36 ans. Sans comorbidité. Sportive. Ne fume pas. Vie saine.

En parcours de PMA depuis un an. La problématique vient de Monsieur, spermogramme qui montre une insuffisance qualitative et quantitative. On envisage donc la fécondation in vitro pour ce couple. En avril, on comptabilise le nombre d'ovocytes pour ponction FIV. Tout est OK, des milliers en stock. Feu vert pour la ponction.

En mai, elle se fait vacciner le Pfizer.

Depuis, plus aucune menstruation. Examen de ponction à la mi-août. Nombre d'ovocytes : zéro. Diagnostic : ménopause précoce.

Interdiction médicale d'insinuer que la faute revient au vaccin, ou de vérifier qu'il pourrait en être la cause.

14.

Nous avons la tristesse de vous faire part du décès de mon frère, survenu à l'âge de 38 ans, 15 jours après sa prise de vaccin Fazer Biotech, qui a eu pour conséquence une thrombose.

15.

J'ai 33 ans. Mon mari s'est fait vacciner le Pfizer le 26 juillet en fin de matinée. C'était la première dose.

Il est rentré avec un léger mal de tête, à part ça, rien de particulier...

Il est parti travailler comme d'habitude. À 16 h 20, soit cinq heures pile après l'injection, il a eu un malaise cardiaque.

Malgré l'intervention de ses collègues, des pompiers et du SAMU, il n'a pas pu être réanimé. Il est mort cinq heures après sa *vaccination*. Il était chauffeur de car. Il a juste eu le temps de garer son car avant de s'effondrer...

J'ai dû batailler auprès du médecin du SAMU pour que celle-ci accepte de signaler qu'il venait de se faire vacciner. Avant toute investigation, sa première réaction a été : « ça n'a rien à voir avec le vaccin ! » Le procureur s'est saisi de l'affaire et a ordonné une autopsie.

À l'heure actuelle, je n'ai toujours qu'un retour partiel de l'autopsie : mon mari était en excellente santé et n'avait aucune raison de mourir...

Je suis allée consulter un avocat spécialisé dans le droit médical aujourd'hui. Nous mettons en place un recours auprès de l'Oniam, un organisme qui dédommage les victimes d'accidents médicaux.

Je n'hésiterai pas à contester et à porter plainte s'ils prétendent que la vaccination n'est pas la cause de la mort de mon mari. Pour que je croie cela, il faudrait qu'on me donne des preuves solides, notamment via l'autopsie dont, pour le moment, on me refuse les résultats complets.

Je pense qu'il faut que toutes les personnes qui ont subi des dommages suite à leur vaccination fassent un recours à l'Oniam. Ça n'est pas très compliqué (les assistances juridiques de vos assurances civiles peuvent vous aider si vous ne pouvez pas ou ne voulez pas payer d'avocat), et plus il y aura de dossiers, plus ils seront obligés de réagir. Pour le moment, il n'y a que vingt dossiers déposés concernant le vaccin contre le covid !

Pour conclure, je tiens à préciser que mon mari n'avait que 38 ans. Ancien sportif de haut niveau, il n'avait ni maladie ni antécédents personnels... et il laisse derrière lui quatre enfants âgés de six à seize ans.

Il faut que ces effets soient connus, remontés, considérés !
Courage à tous.

16.

Bonjour, je m'appelle Sylvie.

J'ai fait ma première injection de Pfizer et deux heures après j'étais aux urgences pour une paralysie faciale du côté droit ! J'ai dû mettre des bavoirs pour manger, je ne voyais plus des deux yeux, mon oreille me faisait hyper mal... Donc Medrol et plein d'autres médicaments, à ma charge bien sûr... Et j'ai dû faire de l'acupuncture à mes frais ! J'ai eu quatre semaines de congés de maladie.

17.

La belle sœur de mon amie, 32 ans, est décédée quelques semaines après l'injection. Elle a eu de fortes migraines. Puis, une hémorragie cérébrale.

Elle a une fille de 2 ans qui n'a plus de maman.

Elle était enceinte de 8 semaines.

18.

J'ai fait ma seconde dose du vaccin Pfizer lundi en fin de journée.

Le lendemain, mal au bras, un petit peu essoufflé.

Hier, mercredi, je suis allé au travail. J'ai dû aller voir mon médecin qui m'a envoyé aux urgences faire des examens, car je ne trouvais plus mon souffle, j'avais la sensation d'être oppressé et j'avais mal à la cage thoracique, j'étais très fatigué.

Arrivé aux urgences, je n'avais pas de fièvre, rien. Ils m'ont directement transféré au service covid[2].

Une fois mes résultats tombés, le médecin m'a dit que j'avais une légère infection du sang et que mes malaises étaient juste des effets secondaires du vaccin et du stress... Mais finir aux urgences pour un vaccin, ce n'est pas génial[3].

Hier, j'ai eu la peur de ma vie.

19.

J'ai perdu ma très chère maman le jour de la fête des Mères, environ un mois après son vaccin. Elle est morte d'une crise cardiaque. Elle n'était pas malade, elle avait juste un peu de tension...

Y a-t-il un rapport de cause à effet ?

---

2 Service Covid, alors que la cause est le vaccin...

3 Euphémisme.

20.

Ça va faire deux mois environ que j'ai reçu la première injection du vaccin Pfizer et je ne suis toujours pas mon assiette !

Des problèmes neurologiques causés par une péridurale ratée en 87 ont réapparu. J'ai aussi de sévères nausées, des problèmes digestifs. J'ai souvent mal au bas du dos, je souffre de crampes des pieds et mains, je ressens un poids sur la poitrine, poids qui n'est jamais parti depuis l'injection, et je suis essoufflée. J'ai aussi mal à la tête comme s'il y avait de l'eau... J'ai une sensation de flottement.

On me dit que les tests sont normaux, mais on n'arrive pas à expliquer une hausse de globules blancs. Pourtant, avant, mon sang était tout à fait normal !

Enfin, tout cela est super déprimant et j'en ai marre.

21.

J'ai reçu ma première dose de Moderna covid 19 le 8 juin 2021, et j'ai eu immédiatement des effets secondaires.

Dans la nuit après mon vaccin, j'ai ressenti un intense mal de tête, un intense mal de cœur, j'étais congestionné...

Le lendemain, j'avais très mal à la gorge et j'éternuais beaucoup. J'ai eu aussi la diarrhée pendant trois jours, avec le reste qui suivait. À tout cela s'est ajoutée une fatigue extrême qui a duré quatre jours.

Je ne devais pas moins travailler comme avant.

Je me suis dit que j'avais sûrement la covid...

Mais depuis le 5 août 2021, je souffre aussi d'un zona qui a attaqué mon nerf. Le zona part de la colonne vertébrale et va jusqu'au ventre, vers le nombril. J'ai 39 ans, alors que le zona est une maladie qui arrive en général à l'âge de 50-70 ans...

Je suis persuadé que c'est un effet du vaccin qu'on m'a fait ! Avant, j'étais en super santé. Et depuis que j'ai publié à propos de mon zona, plusieurs personnes m'ont écrit pour me dire qu'eux aussi ont eu un zona après leur vaccin.

Je ne souhaite cette maladie à personne, c'est très douloureux.

J'ai l'impression de me promener avec une plaie ouverte à longueur de journée, ça pique, ça démange, ça tire, ça brûle... j'ai la colonne vertébrale en feu constamment et je dois prendre un antivirus (deux capsules trois fois par jour) et des anti-inflammatoires (deux pilules trois fois par jour). En tout, douze pilules par jour, plus des pilules contre la douleur, car sans je n'arrive pas à dormir...

Et avec tout ça, je travaille encore.

22.

Un ami s'est fait vacciner le 31/07.
Il saigne des deux oreilles.
Soi-disant, c'est une otite.

23.

J'ai une très bonne amie qui n'a rien senti aux deux injections (vaccin Pfizer), mais maintenant, quatre mois plus tard, elle a développé une arthrose aiguë dorsale et des maux de tête assez importants...

Elle a dû arrêter ses activités professionnelles.

24.

Camilla Canepa, 18 ans, a reçu la première dose de vaccin le 25 mai.

Elle s'est rendue aux urgences le 3 juin, se plaignant de graves maux de tête et d'une extrême sensibilité à la lumière.

Un scanner et des tests neurologiques n'ont rien détecté. Les médecins l'ont libérée avec ordre de revenir quinze jours après pour de nouveaux tests. Mais elle est revenue aux urgences seulement deux jours plus tard, souffrant maintenant de paralysie...

Camilla a été diagnostiquée avec une thrombose sinusale caverneuse, ce qui signifie un caillot de sang dans l'espace entre les prises oculaires et le cerveau. Ce caillot a bloqué la veine primaire entre la tête et le cœur. Les médecins ont également découvert qu'elle saignait à l'intérieur de son cerveau.

Elle a subi deux opérations, l'une pour enlever le caillot sanguin et la seconde pour soulager la pression dans sa tête causée par l'hémorragie. Mais les dégâts étaient trop importants.

Camilla est décédée le 10 juin.

Faites confiance aux politiques[4].

Merci de faire circuler avant censure.

25.

Il y a peu, ma petite sœur de 17 ans avait témoigné des importants effets secondaires qu'elle avait subis suite à la première dose.

Son médecin lui a fourni un certificat pour lui éviter la seconde dose et obtenir son pass pour l'école, etc., mais ce document a été rejeté au centre de vaccination : un médecin-chef leur a dit que ce certificat était irrecevable et qu'il n'était pas étonné, car d'après lui le médecin prescripteur était un incompétent...

Jeudi, avant de partir en vacances, ma sœur a fait la deuxième dose. Elle est partie en vacances vendredi. Vendredi soir, elle a eu un choc anaphylactique et elle a été hospitalisée d'urgence !

Elle est sous perfusion pour réduire les œdèmes. Il faut savoir qu'en l'absence de prise en charge immédiate, cette réaction peut conduire à la mort en quelques minutes.

À l'hôpital, on lui a dit que son état était dû aux piqûres de moustiques.

26.

J'ai beaucoup de mal à me remettre de la première piqûre !

Mais comme j'ai de l'arachnoïdite, c'est peut-être à cause de cela... C'est comme si j'étais passée par une radiation ou par une chimiothérapie ! Et pour respirer, je dois faire plus d'efforts qu'avant.

---

4 Pour vous tuer...

Non, je n'ai pas de Covid !

Oui, j'ai eu beaucoup de tests !

J'étais même à l'hôpital samedi aux urgences parce que j'avais eu un malaise et j'y suis restée douze heures pour faire des tests.

Alors, franchement, je ne pense pas que les piqûres marchent pour tout le monde... Il faudrait quand même réviser ces doses, qui sont trop fortes pour certaines personnes.

27.

Il y a deux mois, par peur de ne plus être payé à mon travail, je me suis fait vacciner la première dose.

Cette semaine, ça fait deux fois que je me retrouve aux urgences : manque de respiration, gros maux de tête, étourdissements, engourdissement des mollets et des avant-bras.

Je regrette beaucoup.

Actuellement, je suis encore dans mon lit. Plusieurs tests ont été faits, pour l'instant les médecins n'ont rien trouvé. Aujourd'hui encore, j'ai de forts maux de tête, des étourdissements et des engourdissements.

C'est sûr qu'à partir de maintenant, à n'importe quel vaccin je dirai NON. Avant ce vaccin, j'avais toujours été en bonne santé.

NON AU VACCIN.

Ne commettez pas la même erreur que moi.

28.

Moi, je ne veux faire flipper personne, et pour le moment ça ne se passe pas si mal pour mon mari.

Mais tout de même, depuis trois mois il est crevé : maux de tête, vertiges, absences... Selon lui, rien à voir avec la vaccination. Moi, je flippe de plus en plus et je prie pour qu'il ne se chope rien.

Honnêtement, j'ai peur ! J'ai tout tenté pour qu'il ne fasse pas cette connerie... Il voulait retrouver sa liberté, mais il devra la retrouver tout seul, car moi c'est non, non et non.

29.

Parmi mes amis vaccinés, déjà quatre sont morts d'un arrêt cardiaque, alors qu'ils n'avaient aucun problème de santé.

30.

Mon beau-père, qui a eu trois cancers, est un vrai battant, un survivant. Malgré la maladie, c'est un sportif et un jardinier.

Suite aux vaccins qu'il a eus, il a subi un AVC. Depuis, il a du mal à parler et le côté gauche de son visage est déformé. Il est très fatigué. Je ne l'ai jamais vu ainsi. Il est complètement anéanti suite à cet AVC.

31.

Hier soir, j'ai rencontré un monsieur de 70 ans qui, auparavant, était en pleine forme et pesait 75 kg.

Puis, il a fait les deux injections.

Maintenant, il ne peut plus manger et son teint est très jaune. Il va souvent à l'hosto, mais il en ressort aussitôt. Il pèse 50 kg, c'est effrayant. Sans compter ses douleurs et ses maux de tête...

32.

J'ai eu des problèmes de peau au visage pendant trois semaines, sur la joue, puis c'est monté au-dessus des sourcils, j'ai vu une dermato.

J'ai eu des saignements de nez, alors qu'avant je n'avais jamais saigné du nez de ma vie. Des malaises très forts, j'ai dû me tenir pour ne pas tomber. Des maux de tête bizarres, comme un étau autour du crâne. Idem du côté du cœur, une forte pression.

Des problèmes aux yeux comme je n'en avais jamais eu, ça passait de l'un à l'autre, j'ai vu un ophtalmo.

Il n'est pas question que je fasse une troisième injection.

33.

Depuis la deuxième dose de Moderna le 9 juin, je ressens une fatigue extrême, avec des maux de tête à ne plus pouvoir parler !

Sans parler du fait que j'ai perdu la moitié de ma masse capillaire. On me voit le crâne. Et je ne peux plus me brosser les cheveux tellement j'ai mal aux racines. Avant, j'avais une chevelure magnifique !

Alors, comment vous dire... La troisième dose, ils peuvent se la garder.

34.

Mon meilleur ami, qui est dialysé depuis plus de 30 ans, s'est vu contraint de se faire vacciner trois doses pour continuer la dialyse. Il était consentant, car il avait peur du Covid.

Et c'est là que les problèmes commencent...

Il a des fistules, qui se bouchent. On lui met un cathéter, qui s'infecte. Il se plaint de douleurs à la poitrine. Pour soigner son infection au niveau du cathéter, il est mis sous antibiotiques.

Résultat de ce carnage : il nous quitte par arrêt cardiaque en séance de dialyse le 29 juin.

Cet ami ne se plaignait jamais malgré ses problèmes de santé et là, changement radical, il était toujours fatigué, il avait mal.

Il avait 53 ans et encore tant de belles choses qui l'attendaient...

Je t'aime, mon ami.

35.

J'ai fait mon premier vaccin Pfizer le 3 août.

Suite au vaccin, cinq jours de souffrance, comme si on me charcutait le crâne. Après ces cinq jours, deux nuits affreuses avec ma tension qui montait à 21,8. Et la journée, elle montait à 17 ou 18.

J'étais déjà sous médicaments pour ma tension et heureusement : c'est ça qui m'a sauvé.

Mon médecin m'a donné un calmant pour redescendre la tension et m'a envoyé aux urgences. Aux urgences, scanner, prise de sang, puis doppler. Au début, je pensais à un début d'anévrisme. Ils m'ont dit que ce n'était pas possible. Bref, après examen, j'ai eu droit à : *rien à dire, vous pouvez partir, allez voir un cardiologue.*

Après examen du cardiologue, il semblerait que ça va, grâce au médoc que j'ai pris en plus de ceux que je prends d'habitude pour faire redescendre ma tension.

Mon médecin traitant m'a dit hier que c'était un effet secondaire du vaccin. Tout va revenir à la normale, mais j'ai eu plus de quinze jours de souffrance à cause de leur vaccin...

Résultats du cardiologue : mon cœur n'a pas été attaqué, ma tension va revenir à la normale et l'échographie est nickel. J'ai eu chaud.

Par contre, je suis toujours suivi par mon cardiologue, en surveillance. J'ai été voir un acupuncteur pour travailler sur les points de tension et le système immunitaire... ça va mieux, mais j'ai toujours de la tension.

36.

Je suis une jeune femme de 33 ans à qui on a diagnostiqué il y a moins d'une semaine de l'arthrite dans les pieds.

J'ai reçu ma dernière dose le 22 juillet.

Je suis atteinte d'hallux valgus prononcé sur mes deux pieds depuis très jeune, mais ça ne m'a jamais réellement posé problème.

Il y a trois semaines, donc une semaine après ma dernière dose, mes hallux ont vraiment commencé à me faire mal, au point même que je me suis dit qu'il serait temps que je me fasse opérer... Sur le coup, je n'ai pas fait le rapprochement avec le vaccin.

C'était il y a un peu plus d'une semaine maintenant, et plus le temps passe, plus je perds la sensibilité normale de mes orteils. J'en suis arrivée au point où, maintenant, je n'y ressens plus que des fourmillements constants.

Une amie m'a demandé si j'étais vaccinée. Je lui ai répondu que oui, que j'avais reçu ma dernière dose il y a un mois… C'est là qu'elle m'a dirigé vers vous, car elle m'a dit que c'était sûrement à cause du vaccin.

Ce qui me choque dans l'histoire, c'est que je n'avais aucun problème hormis mes hallux, et en moins d'un mois je me retrouve avec les pieds très douloureux et une perte presque totale de sensations dans les orteils.

37.

Bonjour mes amis,

J'ai une histoire à vous raconter. Elle peut vous sembler longue, mais s'il vous plaît allez jusqu'au bout, même si pour une fois je ne vous ferai pas rire. Si je ne vous racontais pas mon histoire, je ne pourrais reposer en paix, car je me sentirais responsable de bien des décès. Partagez mon histoire en souvenir de moi, merci…

J'ai 74 ans. J'ai toujours été un homme heureux, gai, souriant.

Ma santé est plutôt bonne malgré un diabète maîtrisé depuis deux ans à force de marche (cinq à six kilomètres par jour), et un régime alimentaire raisonnable. À part ce diabète maîtrisé, je suis en parfaite santé.

Par contre, je suis un peu hypocondriaque, voire beaucoup. Je fais fréquemment toute sorte d'examens : échographies, dopplers, radios, prises de sang.

En ce mois de juillet 2021, tout va très bien pour moi. Je suis en pleine forme. Et je suis d'autant plus heureux que le 20 mars, j'aie reçu ma première dose de vaccin Pfizer, suivie de la deuxième dose le 10 avril. Quel soulagement, je suis enfin protégé !

Samedi 17 juillet 2021

Je passe avec ma compagne une après-midi estivale. Nous discutons au bord de la piscine, nous dégustons des glaces et des boissons fraîches. Nous sommes tellement bien…

Ce soir là, rentré à la maison, je ressens une sensation de froid malgré la chaleur. Puis, je suis pris de violents frissons. De tremblements incontrôlables. Ma température est de 38,9.

Dimanche 18 juillet 2021

Quelques cachets de doliprane plus tard, je me réveille plutôt en forme. Je me sens bien. « Ma chérie, ce matin ça va nickel. Tout baigne… »

Mais l'après-midi, je suis pris d'une violente crampe au mollet gauche. Je marche, ma compagne me masse, et pourtant la crampe perdure.

Lundi 19 juillet 2021

Nous appelons mon médecin. Nous lui expliquons les violents tremblements du samedi soir et les douleurs au mollet. Il m'ausculte et ne détecte pas de phlébite. Il prescrit une prise de sang et une pommade à base de corticoïde.

Mardi 20 juillet 2021

7 h 30. Prise de sang. Les douleurs persistent et mon pied devient froid.

12 h 30. Nous nous rendons aux urgences d'un grand centre hospitalier du Var. Les médecins réalisent un doppler artériel et constatent que deux des trois artères de ma jambe gauche sont bouchées : je fais une thrombose artérielle. La chirurgienne vasculaire s'étonne : « Votre compagnon devait violemment souffrir de sa jambe depuis des mois... »

Non, c'est faux : je n'ai jamais souffert des jambes. D'ailleurs le 19 juin, soit un mois avant, un doppler artériel avait été réalisé. Il n'avait décelé aucune anomalie, aucune thrombose artérielle.

14 h 30. Je rentre au bloc opératoire pour une intervention en urgence. L'opération dure plusieurs heures. La chirurgienne réalise un pontage et parvient à faire à nouveau circuler le sang dans mes artères. Puis, salle de réveil… J'ai mal, très mal à la jambe.

On examine ma jambe et… tout est à recommencer. Mes artères sont de nouveau bouchées. Je rentre à nouveau au bloc dans la nuit pour la même opération. Plusieurs heures plus tard, je suis à nouveau en salle de réveil. J'ai mal, très mal à la jambe.

On m'examine et à nouveau mes artères sont bouchées. Mon corps est devenu une fabrique à caillots. Mon sang est devenu fou.

Mercredi 21 juillet 2021

7 h. La chirurgienne prévient ma compagne qu'il faut désormais se préparer à une amputation.

Entre temps, le résultat de ma prise de sang est tombé. Mon taux de plaquettes est anormalement et dangereusement bas (43 000/mm3), la norme se situant au-dessus de 140 000/mm3.

De retour dans ma chambre, je suis perfusé (héparine et antibiotiques) pour lutter contre la septicémie, mais également, morphine. J'actionne la pompe à morphine en fonction de la douleur.

J'ai mal, très mal à la jambe.

À ce moment, je ne le sais pas, mais mon fils a compris, il ne s'interroge déjà plus sur la cause de mon mal. En effet, ce qui m'arrive ressemble à s'y méprendre aux symptômes post-vaccinaux dont on parle… Mais mon fils sait aussi que le délai (trois mois) entre mon deuxième vaccin et mes symptômes sera utilisé par les médecins comme un argument pour refuser de reconnaître que le vaccin est en cause.

Jeudi 22 juillet 2021

J'ai peur de l'amputation. Je n'imagine pas ma vie avec un tel handicap. Mais ai-je un autre choix ? L'opération qui va faire basculer ma vie est programmée pour le lendemain, le vendredi 23 juillet.

Mon fils et ma compagne restent auprès de moi jour et nuit. J'ai mal, j'ai peur. Ils me rassurent. Je reprends espoir.

Vendredi 23 juillet 2021

Le matin, transfusion sanguine et transfusion d'une poche de plaquettes. Avant l'opération, l'anesthésiste prévient mes proches que par mesure de sécurité je serai transféré en réanimation après l'opération.

Je pars au bloc en début d'après-midi. Mon fils n'a pas de nouvelle, il est très inquiet. Il contacte le service de réanimation. On lui apprend que j'ai fait un AVC. Je suis hémiplégique du côté droit et je ne peux plus parler.

J'ai peur, très peur. Peur de mourir, peur de ce que je suis devenu. Ma vie m'échappe.

Enfin les voilà, ils sont près de moi. Ils pleurent. J'ai peur et mon corps s'emballe, les machines se mettent en alerte. On les fait sortir.

J'ai si peur. Je ne peux plus parler et je n'entends pas ce que disent les médecins et infirmiers autour de moi.

Ça y est, mes amours reviennent, ils ne pleurent plus. J'ai moins peur. Ils restent près de moi, ils m'embrassent, me caressent, me rafraîchissent le visage.

Samedi 24 juillet 2021

Ils sont nombreux ces médecins et infirmiers, ils me regardent, ils m'auscultent, ils me parlent, mais je ne comprends pas ce qu'ils me disent. Je ne peux pas leur parler… j'ai peur.

Je suis prisonnier dans un corps inerte.

Mon état s'aggrave d'heure en heure, mon pied droit se nécrose.

Dimanche 25 juillet 2021

Le matin, un médecin souhaite parler à ma compagne.

« Nous sommes dans une impasse, ce qui arrive à votre compagnon nous dépasse, nous ne comprenons pas. Nous n'avons jamais eu de cas similaire en réa. Son état empire à une vitesse vertigineuse. Son corps fabrique des caillots qui viennent se loger partout. Cœur, cerveau, rein, jambe gauche, jambe droite. Je vous le répète, nous sommes dans une impasse. Nous n'avons aucune solution à proposer. »

Elle revient auprès de moi… elle comprend que je veux savoir ce qu'a dit le médecin. Elle me sourit, m'embrasse… J'ai peur…

« Ton état s'améliore doucement, il faudra de la rééducation, mais nous ferons ça ensemble. Rassure-toi, essaie de dormir », me dit-elle.

Lundi 26 juillet 2021

Ma jambe droite est devenue tellement grosse et tendue qu'elle est prête à exploser. Ma main droite se nécrose… elle devient bleue.

Ils les ont convoqués à nouveau…

Le médecin : « Ce sera bientôt terminé. »

Mon fils : « Docteur, dites-nous si cela a un lien avec le vaccin Pfizer du mois d'avril ? »

Le médecin : « C'est très peu probable, il a été vacciné il y a trois mois et ce cas ne s'est jamais produit. Les rares cas de thrombose post-vaccinale interviennent ordinairement dans les jours qui suivent la vaccination. »

Mon fils : « En êtes-vous certain ? »

Le médecin : « Je vous l'ai dit, c'est très peu probable. Mais nous avons envoyé ses analyses à Paris et à Lille pour avis. Nous vous tiendrons informés des résultats. »

Ils reviennent tous les deux auprès de moi. J'aime les avoir là tout près… Soudain, tous ceux qui m'aiment peuvent venir me voir. C'est étonnant de les voir tous soudainement. Cela me fait plaisir.

Les heures passent… J'ai peur, très peur… mais je sens ma vie me quitter et je sombre dans l'inconscience.

Ils sont pourtant là tous les deux, je les sens… mon fils adoré sans qui ma vie n'aurait eu aucun sens. Ma compagne de 20 ans avec qui j'ai partagé tant de bons moments. Ils m'embrassent, me cajolent. Je sens leur présence, mais je suis loin, je m'en vais doucement, tout doucement… Je les sens tout près, là, contre moi… Ils pleurent. Je voudrais rester, mais je n'y arrive pas.

Mardi 27 juillet 2021

1 h 30. Je les quitte, je les aime.

Quatre jours après mon décès, les résultats tombent : thrombopénie à caractère auto-immune.

Mais moi je n'ai jamais fait d'hémorragie. Tout allait très bien. J'aimerais savoir ce qui m'a foudroyé en seulement sept jours. J'aimerais savoir pourquoi, soudainement, mon sang s'est mis à fabriquer des caillots...

Ce n'est pas un cauchemar, c'est mon histoire.

Je ne sais pas, et je ne saurai jamais, ce qui m'est arrivé. Mais les violents tremblements accompagnés de fièvre que j'ai ressentis ce samedi 17 juillet ont un nom : *choc septique*. Un choc septique est une septicémie, une infection généralisée.

Alors si vous, ou l'un de vos proches, vous êtes fait vacciner (et qu'importe le nom du vaccin) et que vous constatez de très violents tremblements, ou une violente douleur persistante à la jambe, oubliez le doliprane ou autre paracétamol, car c'est une urgence vitale... Rendez-vous aux urgences sans tarder, c'est votre seule chance.

Mon histoire n'est pas destinée à porter une accusation. Je ne souhaite entrer dans aucune polémique. Je veux juste prévenir comme j'aurais souhaité que l'on me prévienne.

Une autre histoire, similaire à la mienne, est en train de se dérouler dans un hôpital du Gard. Un homme vacciné a fait une thrombose artérielle. Il a été amputé des deux jambes et ses bras se nécrosent.

Là encore, les médecins sont dans une impasse.

Prenez soin de vous et de vos proches.

38.

Ma fille de 15 ans s'est fait vacciner sa deuxième dose Pfizer mercredi à 15 h. À 3 h du matin, elle m'a réveillé pour me dire qu'elle avait peur, car elle sentait son cœur battre très vite. Je l'ai rassurée comme j'ai pu et elle a réussi à se rendormir. Jeudi à 9 h, ma fille m'appelle en pleurs pour me dire que ça ne va pas du tout, que son cœur bat encore plus vite et qu'elle ne se sent vraiment pas bien. Je suis vite rentrée, en plus de ça elle avait 39 de fièvre, mal à la tête et dans tout le corps. J'ai appelé le 15 et le médecin m'a dit d'aller au plus vite aux urgences.

Ma fille a été hospitalisée. Ses pulsations cardiaques ont monté jusqu'à 155 au repos. Néanmoins, sa tension et l'électrocardiogramme étaient bons. Elle est sortie vendredi soir avec des pulsations cardiaques qui étaient encore proches de 100. Aujourd'hui, elle va mieux, mais elle a encore des montées à 110 et elle est très fatiguée. On a eu vraiment peur.

39.

Suite à sa première injection d'AstraZeneca en mars, ma mère a une douleur au bras invalidante et quotidienne.

Les quatre premières semaines, elle ne pouvait même plus lever le bras, ni s'habiller seule, ni se coiffer, etc. Une radio et une échographie du coude et de l'épaule n'ont rien décelé. Les traitements, notamment les AINS[5], se sont révélés inefficaces. Depuis, ma mère a toujours des douleurs, elle a du mal à lever le bras au-dessus de sa tête ou à mettre une veste.

Pour le généraliste, ce n'est pas dû au vaccin ; pour le radiologue, c'est dû au vaccin.

Tout ce que je sais c'est qu'elle n'avait eu aucune douleur avant, que c'est apparu suite au vaccin, que rien n'est visible à l'imagerie médicale et que depuis elle est bien embêtée.

40.

Aide-soignante, pour garder mon emploi, je me suis fait vacciner. Depuis cinq jours, j'ai des maux de tête ; le simple fait de toucher mes cheveux me fait mal. J'ai une douleur à l'œil gauche, une fatigue immense, mal dans les jambes et les bras. Je déprime. Je

---

5 Anti-inflammatoires non stéroïdiens.

sens que je m'énerve pour un rien, alors que ce n'est pas dans mes habitudes. J'ai aussi des douleurs au niveau des cervicales.

41.

Une de mes amies a été aux urgences après avoir reçu une dose de piqûre. Ils ont été obligés de lui couper la jambe. Le gouvernement[6] l'a appelée pour lui proposer 10 000 $ si elle la ferme... J'ai l'extrait audio, mais Facebook le censure.

42.

Je n'ai pas eu de règles depuis ma première dose en juin. Mon conjoint est vasectomisé et, après avoir fait deux tests de grossesse, je sais que je ne suis pas enceinte. J'ai aussi développé des odeurs plus fortes sous les aisselles et je subis beaucoup de sautes d'humeur.

J'ai essayé de rester neutre face à tout ça, mais je ne vois aucune autre cause possible que le vaccin... En effet, je n'ai pas changé mes habitudes de vie.

43.

C'est vraiment triste à dire, mais avec le temps, tout le monde va connaître au moins une personne qui aura eu ou qui aura des effets secondaires.

Je connais des gens qui ont fait des AVC, des gens qui n'ont pas pu retourner au travail depuis presque six mois maintenant, des gens qui ont mal au bras depuis février suite au vaccin, et il y en a aussi quelques-uns qui sont morts...

Trop de gens attendent de voir leurs proches avoir des effets secondaires du vaccin pour croire que ces effets existent, mais lorsqu'ils voient ces effets, parfois, il est trop tard.

---

6 Canadien.

44.

Dans mon entité, un jeune homme de 28 ans, papa d'une petite fille et d'un bébé à venir dans 15 jours, fait la deuxième dose. Le soir, au resto, il fait une crise cardiaque, tombe dans le coma et décède ! Merci au vaccin...

45.

Dans mon entourage, deux personnes ont eu des crises cardiaques après le vaccin. Les deux sont décédées.

46.

Mon père, âgé de 74 ans, diabétique, a reçu la première dose Pfizer le 12/08/2021. Le 23/08/2021, il a eu un purpura rhumatoïde. Le 25/08/2021, il a été emmené aux urgences. Depuis, il a eu des prises de sang, des contrôles.

Le purpura s'étend.

47.

Je viens témoigner pour ma grand-mère âgée de 78 ans.

Elle a fait sa deuxième injection de Pfizer le 4 août. Elle a eu des douleurs dans le bras et la main opposés au bras d'injection et ressenti beaucoup de fatigue. Et elle a développé un zona (dixit son médecin) au niveau du torse et de l'intérieur de la main.

Au regard de ses plaques rouges et des cloques, la pharmacienne était sceptique quant au diagnostic...

Le médecin n'a pas fait le lien avec l'injection, mais ces derniers temps, la pharmacienne a constaté une recrudescence de zonas. Je pense que cela est lié.

Je souhaite beaucoup de force et de courage à toutes les victimes, en espérant que leurs problèmes de santé ne seront que passagers. Et il y a aussi tous ceux qui sont morts dans l'indifférence la plus totale... Vu la gravité de certains effets secondaires, il est ahurissant que l'on continue ainsi, sans aucun respect du principe de précaution.

48.

Je suis vaccinée Pfizer. Jamais positive au covid, ni test PCR.

Première dose, je suis malade : nausées, vertiges, fièvre, courbatures, fatigue générale.

Deuxième dose : vertiges, mal au bras qui a reçu l'injection.

Depuis deux semaines, mon corps passe d'un état à l'autre : un coup j'ai très chaud (bouffées de chaleur), un coup j'ai très froid.

Je ressens aussi des douleurs cardiaques.

Mon cycle menstruel est perturbé lui aussi : j'ai mes règles en retard et elles sont douloureuses. Après deux jours, ce n'est plus du sang, mais un liquide marron.

JE DÉCONSEILLE FORTEMENT CE VACCIN.

49.

Ma belle-mère a reçu le vaccin Moderna la dernière semaine de mai. Après quatorze jours, son bras a énormément enflé... Une semaine après, elle a fait une crise cardiaque. Après une semaine de tests à l'hôpital de Québec, le cardiologue a dit que le vaccin lui a causé cette crise cardiaque. Son cœur était très enflé. Elle a dû avoir un pacemaker et un défibrillateur. Il lui a très fortement déconseillé de prendre la deuxième dose.

Elle a dû monter à Québec un mois après, pour suivi, et doit remonter encore milieu septembre.

50.

Alors là c'est le bouquet !

J'ai réussi à laisser passer du temps pour ne pas faire la deuxième injection de Pfizer, mais voilà que je me retrouve avec une infection urinaire alors que j'en avais plus depuis l'adolescence !

Et ce, en plus de tous les autres problèmes : respiration lourde et corps froid alors qu'il fait plus de 39 degrés où je suis ! Je remarque aussi un vieillissement prématuré. Je perds mes cheveux ! Et pourtant, je prends des suppléments ! Il n'y en a qu'un qui est vraiment difficile à trouver aux US, ce sont ces fameuses aiguilles de pin.

Mais quand est-ce que toute cette oppression, cette volonté de nous faire passer par ces piqûres, va-t-elle enfin s'arrêter ?

Nous souffrons tous. Quant à ceux qui ne souffrent pas, attention aux dégâts à long terme ! Je n'ai plus du tout confiance.

51.

Mon fils de 14 ans a fait sa première injection le 24/08.

Les jours qui ont suivi, il a eu des frissons, des douleurs musculaires, une température élevée et de violents maux de ventre. Il ressentait des contractions au niveau de la cage thoracique. J'ai contacté le médecin, nous avons fait le test PCR, qui est négatif.

Donc une fois de plus ce sont les effets secondaires du vaccin...

C'est un enfant qui n'avait absolument pas été malade de l'année.

Arrêtons l'hémorragie immédiatement. Nous marchons sur la tête.

52.

J'ai eu ma première dose de Pfizer le 16 juin. Suite au vaccin, j'ai subi une grosse fatigue et une infection urinaire.

Puis le 21 juillet, j'ai eu la deuxième dose. Grosse fatigue, plus d'appétit, plus de sommeil, chaud, froid... Début août, je suis K.O., j'ai une chute de tension... Fatigue, hématomes qui apparaissent sans raison sur les jambes et les bras... Fièvre, mal de gorge au niveau des amygdales descendant jusqu'au pharynx... Poumons pris, quintes de toux grasses... Depuis trois jours, ganglions sous le bras gauche et sous l'oreille gauche...

Je refuse une troisième dose, coûte que coûte.

53.

Bonjour à tous,

J'ai reçu une injection unique le 9 mai de Pfizer.

Dix jours après, j'ai eu des douleurs lancinantes au niveau du cœur toute la nuit. J'ai également de fourmillements dans les doigts des mains qui s'atténuent. J'ai aussi des douleurs articulaires au niveau des mains, des coudes, des poignets, des genoux, des doigts de pieds... J'ai l'impression d'avoir pris dix ans ! La tendinite du tendon d'Achille s'est de nouveau réveillée. Aujourd'hui, je suis allée voir un chiropracteur qui m'a conseillé d'aller voir un rhumatologue, car il craint une polyarthrite rhumatismale. J'ai bien sûr informé mon médecin de toutes ces douleurs, elle n'a pas réagi plus que ça, me disant que les fourmillements dans les mains étaient un symptôme fréquent[7] et qu'il n'y avait pas lieu de s'inquiéter... J'ai toujours des douleurs au niveau du cœur.

Mon compagnon, vacciné avec une seule dose Pfizer à la mi-avril, a été pris de vertige dix jours après l'injection, il est tombé sur la table basse du salon et s'est cassé deux côtes. Il se sentait partir, il a été pris de vomissements. Il a également des fourmillements dans les extrémités des mains et pieds qui persistent.

Prenez soin de vous !

54.

J'ai eu une première injection de Moderna le 23 août.

Le lendemain, j'ai eu très mal au bras et des nausées. Depuis, je constate que j'ai une perte de sensations à une jambe, comme si elle était paralysée, puis cela revient à la normale.

J'ai très peur de faire la deuxième injection...

---

7 Il faudra qu'on m'explique en quoi le fait que le symptôme soit *fréquent* le rend anodin... Si tout le monde prend de l'arsenic, les symptômes d'empoisonnement à l'arsenic seront fréquents, et l'arsenic n'en sera pas moins toxique.

55.

Je suis la seule de ma famille à être contre le vaccin.

Mon père est diabétique depuis plus de trente ans et il n'a jamais eu de problème lié à son diabète. Il fait sa deuxième dose d'AstraZeneca le 14 juin. Le 9 août, il a fait un don de plasma. En effet, il en fait tous les quinze jours et n'a jamais eu de souci lors de ses dons.

Ensuite, il est venu chez moi pour m'aider à installer des étagères murales. C'est alors qu'il ne se sent pas bien. Je pense d'abord à une chute de tension et je lui dis de s'asseoir. Je lui donne une bouteille d'eau, mais sa tête se met à vaciller dans tous les sens, il convulse. Il perd connaissance, mais il a les yeux ouverts... J'ai cru que je le perdais. J'ai appelé l'ambulance en pensant à un AVC. Lorsque l'ambulance est arrivée, mon père était sur les toilettes en train de se vider des deux côtés. Ils lui ont fait un test de glycémie et il avait plus de 300. Ils m'ont dit que c'était juste une hyperglycémie, mais je n'y crois pas puisqu'il a déjà eu des pics bien plus élevés avant et qu'il n'a jamais eu de problème.

Aux urgences, on ne peut pas entrer, nous sommes obligés d'appeler pour avoir de ses nouvelles. Stress et angoisse pour le reste de la famille qui attend avec impatience que les médecins leur donnent des nouvelles. Mon père m'appelle et me dit qu'il est déshydraté et qu'il va passer un scanner, car il a de grosses douleurs dans le ventre. Il en ressort trois heures trente plus tard sans aucun traitement et sans avoir eu une seule goutte d'eau à boire et aucune perfusion donc déshydraté. On ne l'a pas réhydraté une seule fois aux urgences.

Une semaine plus tard, il était encore jaune et très fatigué.

J'espère qu'il ne refera jamais un malaise pareil, car j'ai eu la peur de ma vie.

56.

Ma mère, qui a reçu la première dose Pfizer fin mars, est très fatiguée depuis. Début mai, elle a reçu la deuxième dose. Dix jours après, elle a été hospitalisée à cause d'un malaise en pleine rue, j'étais avec elle. Elle ne pouvait plus respirer. Pompiers, puis hôpital. Huit jours d'hospitalisation et une flopée d'examens s'en sont suivis... On nous a parlé de thrombose, mais cela n'a jamais été mis par écrit.

Elle garde une difficulté respiratoire importante et invalidante et vit avec.

57.

Ma mère de 89 ans a été vaccinée le 22 avril par Pfizer (lot EX0893).

Cinq heures après, elle était hospitalisée pour hallucinations délirantes. Le lendemain, elle a eu une urticaire géante qui a duré trois semaines. Les médecins ne comprennent pas la cause, puis elle a fait un test sérologique, aucune trace du vaccin, croyant à une erreur le laboratoire a procédé à un deuxième test. Résultat négatif ! Elle a depuis des troubles de mémoire et de temporalité, ce qui n'était pas son cas avant malgré son âge. Elle a eu des problèmes de vision aussi en voyant des lignes formées de point bleu. Récemment, le service allergologie de l'hôpital nous a convoqués pour des tests qui se sont révélés négatifs ! Cela prouve les limites de leurs connaissances...

Par conséquent, on ne prend pas le risque de la deuxième dose, ce qui implique plus de vie sociale à cause de l'exigence du pass ! Car son médecin traitant est démuni face à son cas...

58.

Sur recommandation du médecin traitant, je suis passée aux urgences. Cause : maux de tête, essoufflement, douleurs articulaires, picotements au niveau du cœur, rythme cardiaque accéléré.

Aux Urgences, rien d'anormal n'est décelé. Le médecin traitant, l'interne des Urgences et le médecin-chef préconisent la seconde injection de vaccin, qui était prévue dans les 48 heures.

Pour eux, les symptômes dont je souffre ne sont en aucun cas dus au vaccin. Ils ne peuvent en déterminer la cause, mais affirment que ça doit être viral... J'apprécie beaucoup la précision du diagnostic.

Je précise que ces symptômes ont débuté huit jours après l'injection (Pfizer), et que 3 semaines plus tard ils persistent avec la même intensité.

Rendez-vous est pris auprès d'un cardiologue, celui-ci constate le rythme cardiaque élevé (120 pulsations/min) et conseille un scanner cardiaque. Il déconseille très fortement une deuxième injection. Un second cardiologue appuie cette recommandation : pas de deuxième injection.

Étant donné que ma compagne, vaccinée le même jour, présente les mêmes symptômes, il serait difficile d'attribuer ces dysfonctionnements à un motif autre que le vaccin.

59.

Mon conjoint s'est fait vacciner la première dose du Pfizer le 6 août et depuis, il n'est pas bien du tout : courbatures, grosse gêne respiratoire, sensation de coup de poignard dans les poumons et le cœur, grosse fatigue, fourmillement dans les bras, sensation d'oppression au niveau de la cage thoracique, douleur au niveau du dos, angoisse... Il est devenu très irritable.

Il a vu plusieurs médecins qui ne savent pas ce qu'il a, mais disent que c'est une réaction au vaccin.

Il a passé une nuit à l'hôpital avec deux électrocardiogrammes normaux et un scanner thoracique normal.

Il a rendez-vous avec un pneumologue et un cardiologue la semaine prochaine.

60.

J'ai été vaccinée le 6 mai avec le Pfizer.

Le 17/05, je vais aux urgences car mal à la poitrine, essoufflement, douleurs au bras gauche, grande fatigue. Je suis placée en arrêt maladie. De nombreux symptômes suivent : tachycardie, engourdissement du bras gauche, picotements au visage, maux de tête, nausées, vertiges, état second (comme si j'étais dans un rêve ou plutôt dans un cauchemar), douleurs à la nuque, au dos, aux épaules, sensations de brûlure semblable à un coup de soleil...

Jusqu'à aujourd'hui, je suis très fatiguée, j'ai des maux de tête, des douleurs à la nuque, aux épaules, aux bras, des maux de tête et des picotements.

Mon généraliste ne veut pas reconnaître que c'est le vaccin, quoique la dernière fois il m'ait dit : *vous n'êtes pas un cas isolé*. Il a refusé le dosage de la protéine spike pour savoir si j'avais surréagi[8] au vaccin. Bien évidemment, mon généraliste me dit que je suis en dépression sévère et m'oriente vers un psy...

61.

Les effets indésirables ne sont pas reconnus, et pourtant il y a beaucoup de témoignages. Voici le mien.

J'ai eu la deuxième dose de Pfizer le 29 juin. Vingt-quatre heures après, j'ai été prise de fièvre. Une fièvre de 39 degrés qui a duré pendant quatre jours. Huit jours après, grosse fatigue ; les jours précédents, j'avais mal partout comme lors d'une grippe, mais aussi une baisse de tension, des vertiges, et plus d'appétit. J'ai eu des maux de tête violents que je ressens encore par moments, et je suis toujours épuisée. J'ai été aux urgences, j'avais une baisse de tension. Ils m'ont fait faire un test et ils ont écouté mes poumons.

Je suis ressortie des urgences avec du doliprane.

---

8 Dans la novlangue actuelle, ce n'est pas le poison qui tue, c'est l'empoisonné qui *surréagit* au poison.

La troisième dose ne sera pas pour moi.

62.

Ma belle-mère a 65 ans.

Il y a deux jours, elle a été admise à l'hôpital en raison d'une thrombose au niveau de l'ovaire. Elle n'avait pourtant aucun antécédent. Les médecins lui ont dit que ce genre de thrombose n'arrivait pas aux femmes de son âge. Comme elle a été vaccinée au mois de mai avec Pfizer, elle a demandé si sa thrombose pouvait être liée au vaccin.

Les médecins lui ont répondu que non.

Bien évidemment...

63.

J'ai un ami de 43 ans qui a fait un AVC dix jours après sa deuxième dose de Pfizer. Mon beau-père, également vacciné Pfizer, a eu grosse infection pulmonaire. Quant à ma belle-mère, elle a été hospitalisée une semaine pour une ischémie vasculaire, et ce, trois semaines après sa deuxième injection d'AstraZeneca.

64.

Premier vaccin : une pièce de cinq centimes s'est installée sous ma peau au niveau de la piqûre, j'ai massé pendant quinze jours, c'est parti. Je me suis dit, ce n'est pas grave, mais tout de même on dirait bien que mon corps ne veut pas de ce vaccin anti-covid.

Deuxième vaccin : mon bras piqué m'a fait mal comme si un groupe de hooligans m'y avait frappé un million de fois avec des pieds-de-biche. Je ne pouvais plus rien faire avec, et le frôler était insupportable.

Et maintenant, le pire : vertiges, tachycardie, fièvre (jusqu'à 40°), nausées, spasmes, claquements de dents, transpiration excessive, chutes, vomissements, etc., qui ont duré trois jours, pas moins !

Ensuite, il m'a fallu plusieurs jours pour me remettre.

65.

J'ai reçu la première dose Pfizer le 12 juillet.

Le soir même, j'avais 39,9 de fièvre et une douleur au bras gauche qui a duré pendant trois jours. J'ai eu mal à la tête comme si elle était prise dans un étau, mais aussi des vomissements, des diarrhées, et mes règles ont eu quinze jours d'avance.

Le 3 août, j'ai reçu la seconde dose. Idem : j'ai eu les mêmes symptômes, mais cette fois-ci, mes règles ont été avancées d'une semaine.

Depuis la première dose, je ressens une énorme fatigue qui ne veut pas partir. Je me sens diminuée. Je devais faire une troisième dose, mais maintenant c'est hors de question. Mon fils aîné ne veut pas faire le vaccin non plus.

Je n'aurais jamais dû écouter les personnes qui m'ont dit *fais le vaccin*. Le jour où je me suis fait vacciner, j'aurais mieux fait de me casser la jambe.

Je comprends très bien toutes les personnes qui témoignent sur les effets de ce vaccin.

66.

Je viens vous relater l'histoire de mon ami.

Dix jours après sa deuxième dose, nous nous sommes retrouvés aux urgences avec lui à l'hôpital d'Angers suite à un malaise, une hausse de tension et des fourmillements.

Il en est sorti avec de l'aspirine.

Quinze jours plus tard, il est retourné à l'hôpital de Cholet.

Il en est sorti avec du doliprane.

La semaine dernière, il a été retrouvé convulsant par sa femme, et embarqué d'urgence à Cholet. IRM, scanner... Il souffre d'accident ischémique transitoire post-vaccinal, cette fois c'est confirmé par le médecin. Son sang est toujours épais.

Jeudi, on lui a annoncé qu'il a une « boule » au cerveau, sans plus de précisions, et qu'il doit être transféré à Angers. Le neurochirurgien lui a dit hier qu'on l'opérera d'urgence mercredi d'une tumeur qui, étant donné qu'elle est lisse, est probablement maligne.

67.

Je connais quatre personnes vaccinées avec Pfizer et qui n'ont pas de problèmes de santé, mais je témoigne pour mon ami. C'est un homme de 49 ans, n'ayant aucun problème de santé particulier, un roc. Il s'est fait vacciner avec le Moderna.

Vingt-deux jours après sa deuxième injection, qui a eu lieu début juillet, il a eu de la fièvre, des vomissements, de la diarrhée. On pensait qu'il avait le covid, sachant qu'on peut l'avoir même en étant vacciné...

Puis, le vingt-troisième jour, son visage a gonflé, et en particulier l'œil droit. Le médecin a dit que c'était dû à une piqûre d'insecte. Ce gonflement est parti en quelques jours.

J'ai trouvé ça bizarre parce que justement, il y a quelques années, je me suis fait piquer à l'œil par un insecte, et ça n'avait rien à voir avec le gonflement de mon ami...

Deux semaines après, je vais sur le site de l'ANSM pour connaître les effets indésirables des vaccins. Et là, je découvre que la fièvre, les vomissements et la diarrhée font partie des effets indésirables courants ! Et aussi qu'entre quinze et vingt jours après la deuxième injection, il y a des risques de gonflement du visage. Il est aussi dit que ce sont des effets éphémères, qu'un généraliste peut nous aider à dépasser...

Alors pourquoi son médecin n'a-t-il fait aucun rapprochement avec la vaccination ?!

J'en profite pour vous dire que, d'après l'ANSM, et suivant les vaccins, les effets indésirables peuvent survenir entre deux et quarante-huit jours après la deuxième vaccination ! Et certains ne semblent avoir aucun rapport avec la vaccination.

RENSEIGNEZ-VOUS SUR LES EFFETS INDÉSIRABLES ET ATTENDEZ AU MOINS DEUX MOIS POUR AFFIRMER QUE VOUS N'EN AVEZ PAS.

Mon ami est de plus en plus fatigué, il a des maux de tête, commence à faire du diabète, souffre d'une mauvaise circulation sanguine, a des courbatures en pleine nuit, des gênes... Tous ces problèmes sont apparus après la deuxième injection.

68.

J'ai une amie dont la tante s'est fait vacciner.

Dès le lendemain de l'injection, elle s'est retrouvée paralysée de tout le côté gauche. Elle a été mise en coma artificiel, car son cœur battait tellement vite qu'à l'hôpital, ils ont eu peur qu'il lâche.

Aujourd'hui, à midi, j'ai vu mon amie. Sa tante est sortie du coma, elle est rentrée chez elle, son cœur bat moins vite, mais toujours à une vitesse anormale, et personne ne sait quoi faire pour elle.

69.

Trois jours après ma première injection Pfizer, j'ai ressenti des douleurs intenses à toutes mes articulations, et en particulier aux doigts. Je suis allée voir un médecin qui m'a dit que sous dix jours maximum, ça allait passer... J'en suis à un mois maintenant, et je ressens toujours les mêmes douleurs. Je suis retournée chez le médecin et elle m'a diagnostiqué une arthrite rhumatoïde, mais elle a aussi pris ma tension, qui était de 18 alors que normalement ma tension est de 12... Ce qui explique les maux de tête et problème de vision. J'ai rendez-vous avec un rhumato. J'ai réussi à faire annuler ma deuxième injection, car le médecin craint que cela aggrave la situation.

70.

J'ai reçu une première dose Pfizer au bras gauche il y a plus d'un mois. Après trois ou quatre jours, je me suis réveillée avec les mains et les bras engourdis, et j'ai eu des difficultés à retrouver des sensations normales... La même chose s'est répétée tous les matins pendant sept ou dix jours. Ensuite, j'ai eu des fourmillements et des engourdissements dans la main gauche (paume et doigts). Suite à ces symptômes, j'ai maintenant une perte de sensibilité du petit doigt et de l'annulaire, cela fait plus d'un mois et ma sensibilité complète n'est pas revenue... Troisième constat : j'ai un engourdissement du pied et du mollet gauche avec impossibilité de revenir à la normale pendant plus de douze heures. Depuis, j'ai régulièrement le gros doigt du pied, l'intérieur du pied et le mollet qui s'engourdissent, avec des difficultés à revenir à la normale malgré toute la marche et l'exercice que je fais...

71.

Ma fille, âgée de 23 ans, a reçu le vaccin le 12/08/21 avec une dose unique de Pfizer, car elle a déjà eu le covid.

Cinq jours après, elle a des palpations cardiaques qui montent jusqu'à 200, 18 de tension, une grosse fatigue. Elle part aux urgences avec les pompiers. Après plusieurs examens, elle prend rendez-vous avec un cardiologue. Elle éprouve des douleurs intenses aux ovaires, elle a des frissons, des douleurs au dos et à la tête. Ses règles sont devenues très abondantes.

Elle est obligée de se mettre en maladie pendant une semaine.

72.

Mon papa d'amour aurait eu 94 ans. Il se portait bien pour son âge, c'était mon plaisir de pouvoir le voir et lui faire de gros câlin, il adorait ma présence... Il était négatif au covid avant cette saloperie de vaccin Pfizer.

Trois jours après sa vaccination, il a commencé à avoir de la fièvre. Il a cessé de se nourrir alors qu'avant il mangeait très bien. Il est resté alité pendant 15 jours. Trop faible, il est parti le lendemain de mon anniversaire, le 9/05. Bien sûr, d'après l'EHPAD le vaccin n'a rien à voir...

ET BIEN SELON MOI, S'IL NE L'AVAIT PAS FAIT, IL SERAIT ENCORE LÀ POUR SES 94 ANS, LE 5/09.

J'ACCUSE CE VACCIN DE M***[9].

73.

Je souhaite apporter mon témoignage concernant le vaccin Moderna.

J'ai eu ma première injection autour du 15 juillet et pas de souci particulier : j'ai seulement eu mal au bras et ressenti de la fatigue pendant quarante-huit heures.

Puis, vendredi dernier, j'ai eu ma deuxième injection. Depuis, je ne suis pas au top. Les effets ont commencé le lendemain en cours de journée par de la fatigue. Je me suis endormie plusieurs fois alors que j'avais des invités... Il m'a été impossible de déjeuner avec eux.

En fin d'après-midi, j'ai commencé à leur dire que j'avais des sortes de courbatures, dont une douleur dans la cuisse droite comme un coup de couteau.

Le soir, vers 19 h 30, j'étais tellement épuisée que j'ai à peine eu la force de coucher ma fille de trois ans puis je me suis effondrée sur mon lit et je me suis endormie directement.

Mais la nuit a été très compliquée : je me suis réveillée plusieurs fois, et surtout j'étais tellement en nage que j'ai dû changer les draps et les couvertures en pleine nuit.

Depuis, je suis tout le temps très fatiguée. J'ai des migraines de plus en plus fortes (avec la nuque très raide), dont certaines sont accompagnées de nausées. J'ai également eu très très mal aux seins

---

9 Le vaccin lui-même n'est responsable de rien, puisqu'il n'a pas d'âme. Les responsables sont les politiques qui imposent le vaccin, ceux qui en font la promotion et, bien sûr, ceux qui vaccinent. Ce sont eux les coupables.

deux jours cette semaine, à presque devoir me déshabiller pour soulager... Et je remarque également que j'ai de très gros problèmes de concentration.

Exemple : je suis en formation et souvent, je ne comprends pas ou plus les consignes. Ou bien je les comprends, mais ça me demande plus de temps qu'avant les injections.

74.

Moi, j'ai fait ma deuxième injection Pfizer lundi.

Depuis, je suis malade : vomissements, maux de tête, énorme fatigue, courbatures, température. Je suis dans un état dépressif chronique, je tremble à gogo et je pleure. Par contre, ma fille de 14 ans n'a rien du tout. Quant à mon mari diabétique (type 2), depuis qu'il est vacciné son taux de glycémie grimpe en flèche.

75.

Après ma première dose Pfizer, j'ai eu la langue engourdie, un goût salé dans la bouche, des vertiges, des maux de tête très forts, puis une paralysie faciale. Quand j'ai commencé à récupérer de la paralysie faciale, mon avant-bras gauche et ma main se sont engourdis pendant une semaine avec douleurs sur les lignes nerveuses. De plus, j'ai ressenti une grosse fatigue durant deux mois et j'ai perdu mes cheveux... C'était au mois de mai et il me reste encore des douleurs au niveau de la main gauche.

76.

Merci de m'accueillir parmi vous, car la période est difficile et je me sens parfois seule dans ce combat.

Ma fille de 29 ans a cédé à la pression et malgré tous nos efforts pour la dissuader, elle a choisi le vaccin. Dans les heures suivant sa première dose Pfizer, elle a été hospitalisée d'urgence pour une forte détresse respiratoire. Depuis juin, son état est gravissime. Et il faut aussi résister à la pression sociale, au travail, aux vaccinés qui vous insultent. J'avoue que je n'en peux plus, même si je suis plutôt du genre solide.

Merci pour votre écoute. J'espère que mon témoignage pourra aider.

77.

Travaillant en pharmacie, j'ai été vaccinée avec le Moderna.

Quinze jours après ma deuxième dose, j'ai été hospitalisé pour une névrite vestibulaire importante. Suite à cette névrite, on m'a fait une IRM... On suspecte une sclérose en plaques.

Sinon, depuis avril, j'ai toujours mal au bras qui a reçu l'injection.

78.

J'ai reçu l'injection Pzifer le 6 août. Le lendemain, j'ai eu mal de bras et une grosse fatigue. Deux semaines après, j'ai commencé à avoir de la toux.

J'ai reçu la deuxième dose le 27. Le 28, j'ai ressenti une douleur musculaire générale... Toux, frissons, fièvre jusqu'à 39 malgré le doliprane, douleur thoracique immense pendant une heure, vertiges...

Aujourd'hui, le 29, je suis incapable de gérer mon quotidien, car vertiges, toux, maux de gorge, nausées. On dirait un zombie...

J'espère vraiment que ce n'est que passager.

79.

Je travaille en ostéopathie et plusieurs de mes clients ont eu des effets sérieux.

Un homme de 45 ans a eu une première dose d'AstraZeneca. Conséquence : atrophie de plusieurs muscles du bras injecté (deltoïde, biceps, fléchisseurs de la main) avec perte de force importante. Il a ressenti les effets de l'injection dès qu'elle a eu lieu.

Il y a aussi un homme de 50 ans. Le jour même de sa première dose Pfizer, il a été pris de convulsions sévères. Pourtant il n'est pas épileptique ! Je ne sais pas s'il a des séquelles ou non...

Une femme de 62 ans a reçu une première dose de Pfizer. Elle a eu un choc anaphylactique dans l'heure suivant l'injection. C'est une dame en bonne santé sans allergies connues, qui ne prend aucun médicament.

Enfin, un homme de 70 ans, qui a reçu deux doses avec le délai d'attente pour une *protection optimale*, a tout de même attrapé la covid[10].

Il a passé deux jours dans le coma...

80.

Ma nièce de 23 ans a eu une première dose de Moderna au mois d'avril 2021. Elle a eu un choc anaphylactique sur place. EpiPen et passage aux urgences.

Elle ne prendra pas la deuxième dose, c'est certain.

81.

Depuis ma première dose de Moderna, mes règles sont plus abondantes, plus douloureuses, et plus longues.

Et puis, il y a deux semaines, j'ai reçu ma deuxième dose de Moderna... Le lendemain de l'injection, je me suis réveillée avec une grosse migraine et le cou raide. Cette migraine et cette raideur ont duré 96 heures. Je n'ai jamais eu aussi mal. Depuis, j'ai souvent des maux de tête répétitifs dans une journée...

Vous pouvez être sûrs s'il y a une troisième dose, je vais la refuser carrément !

82.

Quelqu'un du bureau de OBS m'a appelé pour ouvrir un dossier pour ma troisième grossesse. Ils m'ont dit que je pouvais avoir ma

---

10 Il a surtout attrapé le vaccin.

première dose du vaccin contre la covid, qu'il n'y aurait aucun problème.

Le 20 juin, j'avais onze semaines de grossesse.

Donc, je suis allé chercher ma première dose du vaccin le 18 juin au matin. J'ai eu une très grande douleur pendant une heure sur le côté (presque le ventre)... Je pouvais à peine respirer, ça coupait...

Deux jours après, j'ai vu un peu de saignements bruns.

Encore deux jours après, j'ai passé un ultrason. J'avais perdu mon bébé. Il me restait seulement un peu de liquide amniotique.

J'ai regretté d'avoir fait le vaccin, car j'avais eu deux grossesses avant, sans aucun problème...

83.

Je fais partie des personnes qui, suite à la vaccination, ont des symptômes qui persistent dans le temps.

Le vaccin m'a été fait le 30 avril.

Une semaine après, j'ai des douleurs abdominales et dorsales. J'ai aussi mal à la jambe droite. Ensuite, pendant deux semaines j'ai des aphtes à la bouche. Migraine atroce, vision trouble, fatigue, vertige, douleurs musculaires... Je souffre affreusement.

Au mois de juillet, je suis en chute libre. Je suis hospitalisée en neurologie, car paresthésie : malaise, tremblements incontrôlés, membres bleus... Depuis, j'ai perdu 13 kg.

Fatiguée, je me lève tous les matins avec migraine, nausée, vertige... Perte d'équilibre, jambe qui lâche. Douleurs dans les muscles comme si mon sang ne circulait pas.

Je suis dans l'incapacité de travailler.

C'est fluctuant : y a des jours où ça va moyen, et d'autres où c'est l'Apocalypse.

Mon état s'est vraiment dégradé. J'ai un nouveau rendez-vous ce soir chez le médecin. J'ai été mise sous vitamine, sous zinc... Aucun cachet ne me soulage, aucun ne calme la douleur.

Les migraines sont affreuses, j'ai la tête prise dans un étau qui va du cou au crâne, et ces migraines sont continuelles, elles sont toujours présentes. J'ai des douleurs diffuses dans tout le corps avec sensation de chaud, de brûlure. Et parfois, c'est le contraire : en cas de grosse crise, j'ai hyper froid et je tremble de tout mon corps.

J'ai mal aux yeux et la gorge serrée. Si je bouge trop, je souffre encore plus... Et le soir, mes jambes et mes bras me font énormément souffrir.

J'ai également la Thyroïdite d'Hashimoto.

Tous les examens : rien à signaler. J'ai une IRM cérébrale médullaire samedi.

Je souffre tant. Mon quotidien est devenu un vrai cauchemar.

Ma vie se résume à souffrir chaque jour.

L'agence nationale du médicament m'a bien dit qu'il y avait énormément de cas recensés.

Y a-t-il des gens dans mon cas ?

Qu'avez-vous fait ?

J'ai vu une naturopathe. Hier, j'en ai eu pour 290 euros de médicament. Régénération de l'ADN, minéraux, zinc, vitamine, désintoxication des métaux lourds, programme alimentaire... À prendre sur trois mois, j'espère que ça va marcher, ou tout au moins que ça va atténuer mes symptômes.

Surtout que ce qui est dangereux, c'est que je fais des malaises n'importe où... Dans ces conditions, il m'est impossible de gérer quoi que ce soit.

J'ai 27 ans. Je regrette tellement mon choix. Je ne m'étais pas renseignée. J'ai voulu bien faire pour protéger mon foyer, car j'avais eu le covid... J'ai eu peur. Au final, je suis en bien pire état que si je ne m'étais pas fait vacciner.

84.

J'ai une amie dont la fille, en pleine santé, a dû se faire vacciner pour garder son travail. Trois jours après, elle a eu un AVC.

85.

Mes deux petits garçons ont des saignements de nez inexpliqués. Ils sont gardés en crèche par des personnes vaccinées, je me demande s'il y a un lien.

86.

Il y a un mois, mon épouse reçoit la première dose de Pfizer. Trois jours après, elle développe un zona intercostal soigné grâce à un antiviral puis, quelques jours après, une pyélonéphrite soignée par antibiotique. Un signalement a été fait à l'ANSM.

87.

J'ai eu une première injection le 16 août de Pfizer.

S'en sont suivi neuf jours de migraines et de tension dans la nuque, c'était infernal. Je suis passé aux urgences, qui m'ont dit : *ce sont les effets secondaires du vaccin, qui vous a causé une grosse crise d'arthrose cervicale avec céphalées...* Je suis retourné chez mon médecin.

Aujourd'hui, je passe un scanner cérébral, je vous tiendrai au courant ! Mes maux de tête sont toujours présents ! Je regrette d'avoir fait ce vaccin, j'étais en parfaite santé avant !

La deuxième injection, je ne la ferai pas ! Hors de question.

88.

Je suis très inquiète pour ma sœur jumelle.

Les effets indésirables qu'elle subit suite à sa deuxième injection de Pfizer faite le 20 juillet sont de plus en plus invalidants. Elle souffre d'arthralgies, de sensations de brûlure, de fatigue extrême, de vertiges, de fourmillements et d'engourdissement, de faiblesse musculaire, de céphalées terribles...

Bon sang ! Pourquoi personne ne veut m'écouter dans cette famille !

89.

Ma mamou d'amour est décédée trois semaines après qu'elle ait reçu la deuxième injection de Pfizer. Mort subite, mais les médecins vous diront que ce n'est pas le vaccin. Mon intime conviction est que c'est bien ces injections qui ont fait disparaître ma petite maman. Elle vivait sur un territoire « Covid free ».

90.

Deux de mes amis se sont fait vacciner il y a quelques semaines.

En lisant vos témoignages, j'étais trop contente qu'ils aient échappé aux nombreux effets indésirables ! Mais ça n'a pas duré...

Ce matin, l'un des deux a déclaré un zona ophtalmique (paupière bloquée et plus de larmes) ainsi qu'un début de paralysie faciale. Il sent une gêne au niveau de ses lèvres, et il y a tout un côté qui le gêne. Je suis folle de rage ! Donc, arrêt de travail et traitement pour je ne sais combien de jours...

Bien sûr, aucune question sur le vaccin de la part du médecin ORL qu'il est allé consulter ce matin ! Omerta totale !

Quand est ce que les médecins vont sortir de leur léthargie complice ?!

91.

J'ai reçu la deuxième dose le 19 août.

Sur le coup, je n'ai rien eu du tout à part une légère poussée de fièvre. J'ai eu mes règles deux fois après le vaccin. Cette nuit, ma respiration s'est arrêtée et je me suis réveillée en sursaut. Cette après-midi, palpitations au cœur, douleur au niveau des veines dans le cou, difficultés à respirer... J'étais à la limite de faire un malaise au boulot.

J'ai rendez-vous chez le doc demain midi.

92.

Bonsoir à tous, aujourd'hui j'étais chez une cliente qui est aide-soignante. Elle a donc fait le vaccin, puis elle a eu deux thromboses et des hémorragies vaginales. Aucun médecin ne reconnaît que ça pourrait venir du vaccin. Pourtant, les effets sont arrivés six semaines après la deuxième injection. Je précise qu'elle a 32 ans et qu'elle est en parfaite santé...

93.

Mon compagnon a été vacciné en juillet à cause de son travail.

Suite au vaccin, il a ressenti une immense fatigue, et il a aussi eu des vertiges. Lui qui était si actif, aujourd'hui il ressent encore et toujours cette immense fatigue, mais il n'a plus de vertige.

Nous avons eu affaire à des pharmaciens extrêmement hautains, et des médecins qui nous répétaient sans cesse que *le vaccin n'est pas en cause*... Pourtant, auparavant, tout allait bien.

Aujourd'hui, nous avons consulté un médecin à Toulouse (nous sommes sur Béziers) qui a accepté de nous prendre et de prendre ces symptômes au sérieux ! Je suis excédée de devoir traverser des départements entiers pour qu'il aille mieux. Bref !

Aujourd'hui, ce médecin nous a conseillé de ne pas prendre la deuxième dose. Du coup, il va se retrouver sans emploi. Le médecin a bien précisé qu'il ne fallait pas prendre la deuxième dose pour éviter que sa santé ne s'aggrave, car il y a un risque.

Il a toujours une forte toux et une fièvre persistante.

94.

L'une de mes collègues, ayant tout juste 60 ans et qui était à quatre mois de la retraite, a fait quatre AVC consécutifs courant août, elle est toujours dans le coma...

J'imagine que la cause ne sera jamais prouvée.

Elle ne s'est fait vacciner que tout récemment, suite aux annonces gouvernementales concernant la vaccination obligatoire pour le personnel médico-social. En fait elle ne voulait pas le faire, et elle ne l'a fait que pour ne pas perdre son emploi à quatre mois de la retraite !

Moralité : elle s'est fait vacciner à contrecœur entre le 13 juillet et le 18 août, recevant probablement les deux injections, et AVC multiples dans la foulée...

Et après, on va me dire qu'il n'y a aucun lien ?!

95.

J'ai eu la deuxième dose de Pfizer le 21 juillet. Depuis, je suis épuisée. Je n'arrive pas du tout à dormir, car j'ai des douleurs non-stop dans les jambes. J'ai aussi mal dans le bas-ventre et des maux de tête. J'avais déjà la fibro et l'endo, mais là c'est vraiment pire et sans répit.

96.

Depuis ma première injection Pfizer le 24/07, je totalise deux semaines d'état grippal sévère (une semaine à chaque fois) et plus de cinq semaines de fatigue très forte. Je me suis évanouie plusieurs fois.

Deux semaines après la deuxième injection, j'avais toujours un énorme bleu sur l'épaule. De plus, je dors mal, car c'est douloureux, je ne peux plus faire de sport. J'ai perdu l'appétit, je me force à manger.

J'ai dû revoir totalement ma vie, je ne peux plus m'occuper de mon enfant comme avant. Je me couche dès que je peux, j'ai dû prendre plein de demi-RTT, car je n'arrivais pas à me lever. J'ai des migraines (alors que je n'en ai JAMAIS en temps normal) et je n'ai plus mes règles, mon dos est couvert d'éruptions.

Tout ceci est déclaré sur le site officiel. Je suis allée voir mon médecin ce jour : tendinite avec rééducation, chute de tension, bilan sanguin à faire.

Je ne veux surtout pas de rappels.

97.

Merci pour votre soutien sans faille, ainsi que pour tous vos mots si bienveillants, suite au drame qui nous anéantit depuis la disparition subite de mon fils Ludovic le 24 juillet, mort deux jours après avoir reçu sa seconde injection de vaccin Moderna.

Mon petit-fils Melvin a un premier rendez-vous avec un psychologue prévu pour samedi. Melvin a découvert son papa décédé dans son lit ce terrible samedi ; il est important qu'il soit suivi.

Concernant les analyses en cours, je suis toujours dans l'attente des résultats.

98.

J'ai eu la première dose Pfizer au mois d'avril : frissons, fatigue.

Puis, en mai, la deuxième dose : rien sur le moment, mais une semaine plus tard, des crampes toutes les nuits, et mes doigts qui ne se déplient pas au lever.

Et la situation se dégrade tout à long de l'été : vertiges, manque de stabilité, douleurs abdominales, vomissements, bouffées de chaleur, fatigue intense.

De retour il y a deux semaines, je consulte. Prise de sang et scanner abdominal. Scanner, tout va bien. Prise de sang : plaquettes descendues en dessous de la normale. Rendez-vous est pris près d'un service hématologie qui ne peut me recevoir que le 28 décembre.

Combien de temps vais-je devoir rester dans cet état ?

S'il y a une troisième dose, c'est non, je suis à bout.

99.

Bonjour, j'ai reçu ma deuxième injection le 26 août chez mon médecin traitant.

Ensuite, je lui ai demandé de regarder mon oreille gauche, car je sentais une petite douleur. Verdict : début de bouchon. Pour le traitement, on m'a prescrit un spray pour dissoudre le bouchon, spray que j'ai appliqué.

Malheureusement, je me suis retrouvée aux urgences dans la nuit du 29 avec des douleurs horribles et une oreille très enflée. Bilan : une périchondrite aiguë et otite externe. Mais j'avais aussi les effets secondaires du vaccin : fièvre, tremblements, frissons, courbatures...

J'ai revu mon médecin ce lundi. Il m'a prescrit un nouveau traitement différent de celui des urgences, qui était inefficace. Il m'a donné une dose de cheval d'antibiotiques, codéine, etc. Si ça ne convient pas, je serais hospitalisée ce mercredi pour un traitement en intraveineuse, mais je me sens mieux donc je ne pense pas.

Juste pour témoigner de mon expérience.

100.

À mon tour d'apporter un témoignage après et parmi tant d'autres...

Le 10 août, ma fille et moi-même avons été vaccinés. Une seule dose, puisque nous avions eu le covid en mars dernier. Le lendemain, je devais prendre la route pour me rendre en Auvergne...

Alors que nous étions parties depuis trente minutes environ, j'ai été victime d'un malaise avec perte de connaissance sur l'autoroute.

Notre véhicule a heurté le muret de sécurité alors que nous roulions à 110 km/h. Ma fille, qui ne sait pas encore conduire, a fait ce qu'elle a pu pour continuer à diriger la voiture. Au bout d'un moment qui lui a paru bien long, j'ai repris connaissance et j'ai pu arrêter la voiture sur la bande d'arrêt d'urgence.

Par chance et grâce à ma fille, nous nous en sortons donc sans blessures corporelles, mais nous sommes passées tout près de la catastrophe...

Les pompiers sont arrivés et nous leur avons expliqué la situation. Immédiatement, leur réaction a été : « Ne cherchez pas, c'est le vaccin... » Ayant repris mes esprits, j'ai discuté avec eux le temps qu'ils nous emmènent à l'hôpital. Ils venaient eux aussi de se faire vacciner le jour même, et cette obligation ne les réjouissait pas du tout. Ils m'ont confié que leurs interventions se multipliaient suite aux effets secondaires des vaccins...

Je suis restée quelques jours à l'hôpital, où j'ai eu droit à plusieurs examens : prises de sang, IRM, encéphalogramme, analyse de l'activité du cœur. Rien d'anormal n'a été détecté.

Une neurologue de l'hôpital de Nevers a suivi mon hospitalisation. Elle pense que mon malaise est dû au vaccin, mais elle ne peut pas le prouver de manière formelle... Pour moi en tout cas, l'implication du vaccin ne fait aucun doute, d'autant que c'est un effet secondaire répertorié par l'ANSM. Au passage, je précise que je ne bois pas, ne fume pas et que je fais régulièrement du sport. (Vélo, randonnée, etc.) Je n'avais jamais fait de malaise jusqu'à cet épisode.

Au final, j'ai le sentiment qu'autant pour cette vaccination que pour le covid, c'est la roulette russe. Certaines personnes n'ont que peu d'effets secondaires, voire aucun, alors que d'autres souffrent.

Dans mon entourage, j'ai remarqué que certains sont compréhensifs tandis que d'autres, pour qui tout va bien, ne croient pas que les vaccins puissent être à l'origine d'effets secondaires aussi graves, voir de décès...

Bien évidemment, les autorités se gardent bien de faire le lien et à chaque fois qu'un cas apparaît malgré tout ici ou là, on se dépêche de répéter que le fameux *rapport bénéfice-risque* est toujours favorable aux vaccins...

J'ai envie de dire... pas pour tout le monde[11] ! En ce qui nous concerne, le vaccin a failli nous coûter la vie.

101.

Je vous transmets ce que mon fils a vu aujourd'hui au skate parc. Ils étaient une petite bande et avaient prévu des sandwichs. Un de ses copains, âgé de 13 ans, a reçu sa deuxième dose de vaccin hier. Subitement, il a eu mal à la tête, au thorax, partout, et a dû

---

11 Pour personne, en réalité.

s'allonger par terre. Ce midi, il n'a pas pu manger. Il est rentré chez lui, car il se sentait trop mal pour rester avec ses copains.

102.

J'ai vu un ado, qui s'était certainement fait injecter, tomber raide par terre... ça a fait *boum*. C'était dans un laboratoire, en ville. La nana qui est venue me renseigner essayait tant bien que mal de garder son calme, c'était tendu.

103.

J'ai reçu la première dose de Moderna le 13/08.

Depuis le 23/08, j'ai de l'urticaire absolument partout. Les médecins me mettent sous Atarax 50 mg, ça fait déjà une semaine et je ne constate aucune amélioration... Bien sûr, aucun ne remet en cause le vaccin et on me laisse comme ça à souffrir de démangeaisons et de gonflements.

Je précise qu'avant ça, je n'avais jamais fait d'urticaire.

104.

Une cousine à moi s'est fait vacciner, sans doute moins par choix que par obligation.

Doctorante, elle a trente ans et deux enfants en bas âge. Jusqu'au vaccin, elle était en très bonne santé. Elle a fait sa deuxième dose il y a quinze jours.

Depuis, elle est en soin intensif, avec une forte suspicion de péricardite. Le médecin a directement imputé son état de santé au vaccin.

105.

J'ai fait le vaccin Pfizer, et dans les minutes qui ont suivi, j'ai été prise de vertiges. Je me suis dit que ce n'était rien de grave...

Mais les jours qui ont suivi, c'est devenu de pire en pire. J'ai eu des douleurs dans tout le corps, des maux de tête affreux avec des douleurs derrière les yeux, des nausées, une paralysie faciale qui a duré quelques minutes, et des troubles de la parole. Cela m'a fait très peur, et je remarque aussi que j'ai des trous de mémoire...

Évidemment, avec tout cela je vais demander une analyse du cerveau, en plus de celle que j'ai faite pour mon thorax. On m'a diagnostiqué une fissure sur la membrane du poumon à cause des crises inflammatoires dues au vaccin, voilà pourquoi j'étais essoufflée comme si je venais de courir...

Je constate que l'on n'est pas soutenu dès que l'on évoque les symptômes causés par tel ou tel vaccin. J'ai entendu les infirmiers dire que ce n'était qu'une coïncidence, alors que je n'ai jamais eu de problème de santé comme cela.

Courage à tous, et j'espère que l'on arrivera à se faire entendre.

106.

Ayant des doutes sur ce vaccin qui n'en est pas un, j'attendais pour prendre ma décision.

Et maintenant, malgré les menaces du gouvernement, le risque de perdre mes droits si je n'ai pas le pass, j'ai pris ma décision : je ne ferai pas partie des cobayes, je ne serai pas la victime des expériences menées par tous ces labos !

Mon amie a succombé à la pression. Elle a subi une première injection : une petite douleur au bras, pas grave ! Un mois plus tard, seconde injection ! Et là, une semaine de galère : maux de tête, nausées, elle était complètement cassée...

Et ce n'est pas fini.

Quelques jours plus tard, elle se réveille avec un voile devant un œil : son champ visuel est réduit... Examens, examens ! Doppler, biopsie, scanner, prise de sang en tous genres, etc. Résultat : rien ! Par contre hypertension subite, et suspicion d'AVC pour le nerf optique ! Mais, bien sûr, c'est juste une coïncidence !

Elle appelle sa cousine (qui a le même âge qu'elle) et là, une coïncidence de plus : sa cousine, vaccinée elle aussi, souffre des mêmes symptômes ! Et bien sûr, aucune explication ! Les coïncidences font vraiment de drôles de chose !

Alors je préfère mourir de la covid, si c'est mon karma, que souffrir à cause de leur m*** de pseudo vaccin !

107.

J'ai constaté que les vaccinés perdent la mémoire et le raisonnement. Ils ne s'en rendent pas compte, sauf si un proche ose le leur dire.

108.

Mon beau-père, hospitalisé depuis le mois de mai, ne marche plus non plus depuis cette date. C'est arrivé quelque temps après sa première dose d'AstraZeneca.

Jeudi, nous sommes allés le voir à la clinique pour son anniversaire. Cela fait quelques jours qu'il arrive, très difficilement, à se mettre debout et à faire quelques pas à la vitesse d'un escargot.

Il nous a dit que d'après les médecins, il est comme ça en raison d'une anémie sévère.

Je ne suis ni médecin ni soignante, je suis juste une personne sévèrement malade avec un panel impressionnant de pathologies. Et j'ai eu notamment l'équivalent d'un AVC l'année dernière... Niveau neurologique, j'ai bien douillé et mes gestes sont d'une lenteur effrayante.

Tout cela pour dire que j'avais l'impression que mon beau-père n'a pas de l'anémie, mais bien un problème neurologique. Mais encore une fois, je n'y connais rien. Peut-être que l'anémie empêche les gens de marcher et quand ils finissent par y arriver leurs gestes, au début, sont incertains et très lents ?

109.

La vaccination étant obligatoire pour les professionnels de santé, je me suis fait faire le vaccin Pfizer.

Suite à la première injection le 02/08, j'ai été très fatiguée. Le vaccin m'a déclenché des gênes respiratoires et une douleur à la tête, à gauche.

Après ma deuxième dose le lundi 23/08, j'ai dormi tout le premier jour, car j'étais très fatiguée.

Le lendemain (mardi), je me réveille avec une gêne atroce au niveau de la respiration et une douleur au niveau du thorax et à la tête. Je consulte mon médecin qui me prescrit une prise de sang. La prise de sang montre des CRP élevés !

Le lendemain, mercredi, ne pouvant plus tenir, car allongée je m'oxygène très mal, je suis allée aux urgences. Là, on m'a réalisé un électrocardiogramme, une échographie cardiaque et un scanner à l'iode du thorax. Ils ne montrent rien d'alarmant.

Cependant, le médecin me dit que le vaccin m'a déclenché les formes graves du covid et que j'ai donc les symptômes post-covid... Elle me demande de faire à l'extérieur de l'établissement un test PCR pour ne pas *fausser leurs statistiques,* sachant que le vaccin a été réalisé dans cet établissement. Elle me prescrit du tramadol pour calmer la douleur et, après huit heures d'attente, me renvoie chez moi. Pour les CRP élevés, elle me dit que c'est tout à fait normal après le vaccin[12]...

Une fois rentrée chez moi, je passe une nuit difficile avec des douleurs cérébrales intenses et une difficulté à respirer de plus en plus inquiétante.

Le jeudi, je réalise le test PCR, celui-ci s'avère négatif. Je passe une journée à ne rien faire, mais en fin de journée je suis très vite essoufflée, fatiguée !

Le vendredi matin, je me réveille d'une nuit chaotique. J'ai très peu dormi avec des envies de vomir, une gêne respiratoire immense, mal à la tête, et l'impression d'avoir du sang dans la gorge. Je vais de suite aux urgences. Arrivée sur place, on me fait un électrocardiogramme. La médecin ne trouve rien d'anormal. Elle décide de me mettre sous aérosols.

---

12 La définition de l'adjectif *normal* est à revoir.

Effectivement je me sens mieux et la gêne respiratoire s'atténue.

Quand je le lui dis, elle me répond qu'elle ne peut plus continuer les examens et me demande d'aller consulter à l'extérieur. Ne voulant pas avouer que mon état de santé est dû au vaccin, elle refuse de poursuivre : je dois rentrer chez moi et ne pas revenir, car on ne me fera plus d'examens.

On m'explique tout de même que ces gênes sont sans doute dues au vaccin, que celui-ci m'aurait peut-être déclenché de l'apnée et un fort asthme.

En sortant, je suis désespérée… J'ai toujours mes douleurs, et on refuse de me soigner. J'ai donc pris rendez-vous chez un pneumologue et un ostéopathe.

Aujourd'hui, j'ai vu mon ostéopathe. Il voit une déficience respiratoire qui s'accentue quand je suis allongée et des symptômes asthmatiformes. Demain, j'ai rendez-vous chez le pneumologue.

110.

Je connais plusieurs personnes injectées qui ont fini aux urgences juste après la piquouse. Des mois après, certaines traînent encore des symptômes.

111.

Ma maman vit dans une résidence pour seniors. Même si le pass est obligatoire, elle ne s'est pas fait vacciner : elle a peur…

Elle vient de m'annoncer qu'en quinze jours, cinq résidents sont décédés. Ils étaient tous vaccinés, et ils ont tous eu un AVC.

112.

Mon époux de 44 ans, sportif, sans aucun antécédent médical, a depuis sa deuxième injection de Pfizer des douleurs dans les orteils comparables aux douleurs causées par la goutte. Il a aussi des douleurs dans les hanches et dans les doigts, douleurs quasiment invalidantes. Bien entendu, nous avons fait des examens, qui ne révèlent strictement rien.

Je précise que nous ne sommes absolument pas anti-vaccin, bien au contraire, mais là je me pose beaucoup de questions...

113.

Après la première injection de Pfizer, pendant trois jours j'ai eu des trous de mémoire importants. Je me demandais : « Quel jour est-on ? On est en 2020, je crois... » En regardant un film, je n'en mémorisais rien, je perdais le fil de l'histoire. Ça m'a terrifiée.

Je ne ferai pas la deuxième injection, après tout je suis à la retraite, je peux très bien me passer de cinéma et de resto.

Je regrette déjà tellement d'avoir fait la première dose...

114.

Mon beau-frère est décédé d'un AVC après la première injection de Pfizer.

115.

Dans la classe de mon fils, un de ses petits camarades (âgé de 12 ans) a été piqué.

Quelques jours après l'injection, il a eu une très forte fièvre et des vomissements. Il délirait totalement. Il est resté trois jours en réanimation. Il en est sorti aujourd'hui, mais il est toujours hospitalisé. Sa mère m'a dit : « Ces vaccins sont tellement dangereux... » Elle a cru que son fils allait mourir.

Je suis choquée, en colère...

Quand est-ce que cette folie va s'arrêter ?

116.

J'ai longuement hésité avant de témoigner pour ma sœur (34 ans), sans parler d'autres cas autour de moi...

Huit jours après sa première injection de Pfizer, ma sœur a ressenti des douleurs atroces. Elle est ensuite hospitalisée et, dans la foulée, opérée : appendicectomie. Avant, elle était en parfaite santé ;

aujourd'hui, elle a des fourmillements dans les jambes et perd la mémoire.

Je n'ai pas besoin d'exprimer ma colère, tout est dit.

117.

Je souhaite partager avec vous l'histoire de ma famille, en Tunisie. Ils ont tous été vaccinés avec l'AstraZeneca le 15 août.

Eh bien, figurez-vous qu'ils sont tous malades du covid[13] actuellement... Ma grand-mère est aux urgences depuis deux jours. Elle a une forme grave du covid[14]. Le scanner d'hier soir a révélé que ses poumons sont atteints. Ayant beaucoup de difficulté à respirer, elle est sous assistance respiratoire.

118.

Mon épouse était déjà en mauvaise forme à cause du vaccin : elle souffrait de maux de tête épouvantables et constants ainsi que d'une fatigue générale. Puis, il y a quatre jours, elle et sa mère, doublement vaccinées toutes les deux, et déclarées positives au Covid, ont été hospitalisées. Elles y sont toujours. Ma belle-mère est sous oxygène 24/24 h.

Mon beau-père (âgé de 80 ans) a été traité dès le départ avec un cocktail d'antibiotiques, il s'en sort bien et n'a pas eu besoin d'hospitalisation.

Il y a 3 mois, les parents et le frère du copain de ma fille, qui sont tous doublement vaccinés, sont tombés malades du covid[15]... La mère a un Covid long[16] et le père a dû être hospitalisé pendant dix jours.

Dans les médias, on entend que ce vaccin évite de tomber malade, ou protège contre les formes graves de la maladie...

---

13 À moins qu'ils ne soient malades du vaccin, rebaptisé covid. (N.d.A.)

14 À moins qu'elle ne souffre des effets graves et désastreux du vaccin. (N.d.A.)

15 À moins qu'ils ne soient malades du vaccin, rebaptisé covid. (N.d.A.)

16 À moins que, comme beaucoup d'autres personnes, elle ne souffre des effets graves et désastreux du vaccin, rebaptisés commodément covid long. (N.d.A.)

J'aimerais que nous soyons informés rationnellement au lieu d'être soumis à un discours uniforme qui constitue en fin de compte un véritable chantage. On nous pousse à participer à un essai clinique (qui est en phase trois), et personne ne veut prendre la responsabilité lorsqu'il y a des couacs.

119.

Une amie s'est fait vacciner. Quinze jours après, des plaques rouges ont apparu sur son corps. Ces plaques la démangent énormément. Cela fait trois mois que ça dure. Aucun traitement ne fonctionne (antihistaminique, crème, cortisone, etc.), et c'est de pire en pire.

120.

J'ai travaillé dans une clinique SSR pendant deux ans, jusqu'au 31 août.

Le public, qui est généralement âgé, est en situation de réadaptation suite à une chirurgie traumatique. Parfois, ils ont des prothèses des hanches, des genoux, des membres fracturés, etc. Selon la pathologie, mais aussi selon l'état de santé et le moral des malades, leur séjour était plus ou moins long, mais tous repartaient réparés, capables d'autonomie, même s'il fallait mettre en place une aide à domicile lors du retour à la maison.

Nous avons eu deux *clusters* depuis le début de l'épidémie.

Les malades atteints sont tous répartis réparés, mais aussi guéris, car ils ont été pris en charge au niveau médical. Aucun n'est mort malgré les multiples pathologies dont souffraient certains : insuffisance hépatique, insuffisance respiratoire, insuffisance cardiaque, insuffisance rénale, diabète, etc.

Mais depuis quelques mois, j'ai constaté que des malades se dégradent à vive allure, vieillissent d'une façon accélérée, présentent de sérieux troubles gastriques, des AVC, des problèmes respiratoires, des fatigues insurmontables, des troubles cognitifs, des dépressions nerveuses, etc.

Pour la plupart, le séjour se finit à l'hôpital, dont certains ne reviennent plus. Le taux de mortalité est à la hausse, il a même explosé, alors qu'avant, un décès était de l'ordre de l'exceptionnel...

Avant, c'est-à-dire, avant que les malades ne soient vaccinés.

Je suis stupéfaite par le déni général.

C'est factuel, sous nos yeux, et pourtant personne n'admet qu'il y a une hausse exponentielle du nombre de morts et que cette hausse a commencé lors des campagnes massives de vaccination.

121.

J'ai reçu le vaccin AstraZeneca le 8 juin.

Le lendemain, le 9 juin, je me suis rendu à mon rendez-vous annuel chez mon ophtalmo, tout était OK.

Le 21, j'ai un point devant mon œil droit ; le 22, je consulte en urgence. Diagnostic : décollement du vitré.

122.

Je me décide après des jours et des jours de lecture de tous les effets secondaires remontés par d'autres que moi et je dois avouer que cela m'aide énormément à témoigner aujourd'hui, et aussi à me sentir moins seule.

Comme beaucoup, je refusais l'injection de ces soi-disant vaccins pour la simple et bonne raison que j'avais eue des problèmes en 2001 après le dernier rappel de DT Polio. J'avais eu des essoufflements, des palpitations, un sentiment d'oppression de la cage thoracique. Depuis, je me fais tester mes immunités afin de vérifier qu'elles ne sont pas à zéro et attends le moment fatidique où je devrais y retourner.

Après les annonces de notre cher Président du 12 juillet, très en colère et ne souhaitant pas attendre les directives m'imposant la vaccination, nous sommes allés avec mon mari nous faire vacciner le 15 juillet.

J'ai déclaré à l'infirmière qui m'a reçue toutes mes allergies et réactions à certains médicaments. Le médecin coordonnateur est venu me voir afin d'évaluer avec moi, avant injection, si j'avais fait des réactions à certains médicaments type Omeprazole ou bien Advil. Je lui ai répondu non pour le premier et oui pour le second, notamment des palpitations. Elle a décrété que je pouvais être injectée et c'est donc ce qui a été fait.

L'après-midi de la même journée, je ressens une grosse fatigue, mes cuisses n'ont plus aucun tonus. Je me repose donc et attends que cela passe.

J'ai des picotements dans le corps, des pointes au niveau du cœur, des palpitations, des pulsations jusqu'à 143, plein de petits vaisseaux sur les jambes qui sont sortis... Bref, des tas de symptômes, que j'ai par la suite retrouvés sur le groupe.

Dans les jours qui ont suivi, ces picotements ne m'ont plus quitté, j'ai fini par perdre le sommeil, car j'étais envahie par une espèce de brûlure dans tout le corps et notamment à l'arrière de mes jambes. J'avais l'impression d'être en feu, à tel point que je me rappelle m'être levée en disant à mon mari que je ne me sentais pas bien et que je partais regarder la TV.

J'ai déambulé toute la nuit et j'ai fini par m'endormir le matin, mais pas plus d'une heure. Le 29 juillet au boulot je ne me suis pas sentie très bien, à nouveau sans tonus au niveau des cuisses j'ai bien cru que j'allais m'effondrer. J'ai posé un congé et j'ai trouvé la force de rentrer chez moi.

Mon mari et ma fille ne m'ont pas reconnu tellement j'étais livide. Pas de médecin dispo sur ma commune avant le soir et il m'a été dit que si cela n'allait vraiment pas d'appeler le 15.

Le 30/07 la collègue de mon médecin me reçoit et me prescrit trois semaines d'arrêt, car elle me trouve fatiguée, d'autant que j'avais une fracture de fatigue au pied ignorée par mon propre médecin depuis plusieurs semaines, mais avérée par une IRM !

La semaine d'après, je me décide à aller voir un médecin généraliste qui fait également de l'homéopathie. Je lui dis que je suis épuisée et en arrêt pour trois semaines. Elle fait l'étonnée, ne comprend pas pourquoi je viens, et me dit que je somatise suite à cette injection, que le malaise au boulot était juste un malaise vagal, et que les picotements et fourmillements que j'ai ressentis sont de la spasmophilie, rien de plus !

La discussion avec ce médecin provaccin a été compliquée...

J'en ai pris plein la tête quand je lui ai dit que je comprenais les parents inquiets pour leurs enfants à la rentrée. Ce médecin a osé me dire que c'était à cause de gens comme moi que l'on ne s'en sortirait pas, que le français était un enfant pourri gâté, qu'il ne savait pas la chance qu'il avait de pouvoir bénéficier de ce type de vaccin et que d'autres dans le monde, eux, le voudraient bien... Que plusieurs millions de personnes dans le monde avaient déjà reçu leur dose et que si c'était vraiment déjà dangereux, cela se saurait !

Je suis sortie de chez elle écœurée, avec une prise de sang à réaliser et une prescription homéopathique pour la seconde injection, c'est tout ! Pas de médicaments pour ma prétendue spasmophilie !

À ce jour, j'ai eu prise de sang, échodoppler, et électrocardiogramme. Bilan : rien.

Pourtant ma montre connectée m'annonce tous les jours, depuis maintenant plus d'un mois et demi, entre 69 et 143 pulsations juste pour avoir marché avec mon chien pendant une heure... Alors faut qu'on m'explique, car je n'ai jamais connu cela avant !

Je passe un test à l'effort le 17/09, affaire à suivre.

Mon mari a eu ses deux doses. Aujourd'hui, et j'espère que cela continuera, pour lui rien de particulier à signaler. Je précise néanmoins que lors de sa première injection, personne ne lui a demandé s'il prenait des médicaments... Or, il est sous médicaments pour l'hypertension et le cholestérol.

Quant à moi, j'ai renoncé à ma seconde dose et je n'irai pas, quoiqu'il en coûte !

La santé n'a pas de prix et je regrette de ne pas avoir tenu bon. Je suis déjà une victime du Distilbène, une hormone de grossesse prescrite dans les années 70 pour éviter de faire des fausses-couches. Cette hormone entraîne des dégâts sur les enfants à naître. Résultats des courses : j'ai accouché prématurément de mon unique enfant à six mois et demi de grossesse, et elle est handicapée moteur...

Pas de pass sanitaire pour moi, et je m'en contre fiche !

124.

Depuis le vaccin Pfizer, ma femme (âgée de 48 ans) a les problèmes suivants : des règles irrégulières, des bouffées de chaleur, des sueurs nocturnes, un trouble urinaire, de la sécheresse vaginale, perte de mémoire, trouble de l'attention, parfois des sautes d'humeur.

Quant à moi, j'ai 55 ans, et depuis le vaccin je commence à avoir des difficultés à uriner. Des examens ont détecté une légère augmentation de la taille de la prostate. Je vais être suivi pour des calculs urinaires.

Je trouve ça honteux ! Il est honteux que ces vaccins créent autant de problèmes !

125.

Un de mes amis, 56 ans, est décédé quatre jours seulement après sa deuxième dose. Il a eu une crise cardiaque... Il s'est plaint de malaise quelques instants seulement après l'injection, et son état a empiré jusqu'à sa fin prématurée. Personne ne l'a pris sérieux et bien évidemment, son acte de décès ne stipule que la crise cardiaque.

À aucun moment le vaccin n'a été mis en cause.

En ce qui me concerne, j'ai eu ma deuxième injection le 11 août. Aucun ressenti notoire dans les jours qui ont suivi. Mais depuis plusieurs jours, je souffre de migraines aussi brutales que violentes. Mes règles sont hémorragiques, j'ai des palpitations fréquentes et des douleurs vives apparaissent dans mon bras droit. Je suis épuisée et, honnêtement, inquiète. J'ai quatre jeunes enfants. Me faire traiter d'inconsciente parce que je refuse de les vacciner me fait bondir !

Courage à toutes et tous.

126.

Le vaccin n'est pas dangereux, dit-on... Hier, j'ai failli mourir.

Juste après le premier vaccin, je me retrouve avec une paralysie faciale pendant 20 minutes. Avant de faire le deuxième vaccin, je préviens le docteur de ma première réaction. Il me répond : « Ah oui, quand même ! » et appelle son supérieur pour savoir si on doit tout de même faire le deuxième...

Le chef dit oui. Donc, deuxième injection, et dans la nuit, état grippal, fièvre, courbatures. Le matin, cela se complique : œdème de Quincke. Je suis hospitalisé. Je fais un malaise, je pars. Pour moi, c'est fini. Je fais quinze secondes de convulsions, quatre infirmières me tiennent, car je sursaute sur le lit... elles me disent de ne pas fermer les yeux. J'entends le docteur qui dit de préparer le choc pour le cœur, ma tension est à 6.

Ils me lâchent le soir, avec juste des résultats sanguins, mais pas de compte rendu écrit... Forcément, puisque c'est dû au vaccin.

Si j'étais mort, la cause officielle de mon décès aurait été *œdème de Quincke* et le vaccin n'aurait pas été cité.

Aujourd'hui, je suis hyper fatigué, j'ai des problèmes respiratoires.

Je vais aller voir mon docteur pour une batterie d'examens.

Voilà, je suis encore là... Content tout de même d'avoir mon pass sanitaire pour pouvoir bosser et nourrir ma famille.

Merci, Monsieur Macron, vous m'avez forcé à faire ce vaccin qui a failli me coûter la vie.

127.

Ma petite sœur de 13 ans a reçu sa première injection il y a un peu plus de 15 jours. Jeudi dernier, elle est tombée d'un coup. Elle a été emmenée aux urgences pour une crise d'épilepsie. Hier, EEG et consultation avec une neuropédiatre. Verdict : épilepsie décelée, avec photosensibilité découverte. Un traitement de fond pour minimum quatre ans et un traitement d'urgence en cas de crise, IRM cérébrale à faire et rendez-vous chez l'orthophoniste pour détecter s'il n'y a pas de DYS... Suivi avec EEG à refaire par la suite avec consultation neuro...

Avant tout ça, elle n'a jamais eu aucun souci de ce genre. Elle avait bien quelques problèmes de sommeil, mais aucun symptôme, aucune crise. La neuropédiatre a dit que c'est probablement le vaccin qui a déclenché ça. Elle a fait un signalement à la pharmacovigilance.

Je suis tellement triste pour ma sœur, et en colère qu'on en soit arrivé là !

128.

Depuis hier, je vis un cauchemar.

Le père de ma fille, âgé de 44 ans, dont je suis séparée depuis longtemps, vient d'être vacciné. Il a fait un infarctus hier après-midi, actuellement il est entre la vie et la mort. Il n'a aucun antécédent cardiaque, ni autre.

Cerise sur le gâteau, si je puis dire : ma fille, 20 ans à peine, est désespérée parce qu'on vient de lui annoncer que son père a le covid, et que du coup personne ne peut aller le voir pendant sept jours... Son père risque de mourir seul, sans personne.

Pourtant, toutes les personnes qui voudraient le voir sont soit vaccinées, soit en possession du pass, ce fameux sésame qui n'ouvre pas la porte quand même... Mais l'essentiel est qu'il ouvre celle des restaurants !

129.

Je n'ai pas fait le vaccin, car je suis jeune et je souhaite avoir la possibilité d'avoir des enfants dans un futur proche sans complications.

Par contre, quatre membres de ma famille ont fait le vaccin : deux hommes (un âgé, un jeune), et deux femmes (une âgée, une jeune).

La personne âgée, c'est ma maman, qui a 60 ans. Elle a fait la première dose. Ensuite elle a eu des crampes, des douleurs, des sueurs, de la fièvre... et une boule rouge au sein. Je lui ai dit de ne pas recommencer et d'annuler la deuxième dose prévue. Elle ne m'a pas écouté. Résultat, elle a désormais deux boules aux deux seins, des courbatures, des douleurs et le souffle court. Selon le médecin, ses problèmes aux seins sont dus à une bactérie qui serait rentrée par une blessure pour aller se loger dans le sein... elle a fait une mammographie, et rien. Prise de sang, rien non plus.

Elle est malade alors qu'auparavant elle se portait bien et faisait même du jardinage.

La deuxième femme, dans la trentaine, n'a pas encore d'enfants. Elle ne tombait jamais malade. Elle a fait le vaccin, et depuis ses règles sont inhabituelles et douloureuses, elle a également une envie de vomir persistante. Pourtant, elle n'est pas enceinte.

La troisième personne est un homme de soixante-dix ans, il avait quelques problèmes de santé, mais rien d'alarmant compte tenu de son âge. Il a fait les deux doses et maintenant il a beaucoup de mal à se lever le matin et beaucoup de mal à marcher, alors qu'avant ses piqûres, il s'en sortait... Voilà ce qu'ils ont eu comme effets secondaires, alors qu'ils étaient en bonne santé auparavant.

Je ne suis pas là pour mentir ou faire le buzz. S'il leur arrive quelque chose, je serai seule, je n'ai que ma famille proche. Et dites-vous que moi je peux encore me débrouiller, car j'ai presque fini mes études. Mais pensez à ce que ça serait si j'avais 3 ou 10 ans...

130.

Un proche, âgé de 73 ans, vacciné pour la deuxième fois début février, ne se nourrit plus depuis une semaine et se sent nauséeux... Il appelle les pompiers. Les pompiers l'emmènent en urgence dans un CHU. Il en ressort dès le lendemain matin pour être isolé chez lui. Verdict des médecins : c'est le coronavirus qu'il ne devait jamais avoir ! Traitement administré et prescrit ? Aucun, juste des vitamines... Pas d'Ivermectine, pas d'HCQ, rien, que dalle, walou.

Prochaine étape : la troisième dose ?...

Mais le plus dingue, c'est qu'une autre personne de sa famille qui est parfaitement au courant de son état, et qui ayant déjà contracté le coronavirus est immunisée naturellement, prend rendez-vous pour se faire piquouser le même jour... Et ce, même pas pour raisons professionnelles, juste pour revenir à la vie d'avant et obtenir l'eucharistie scientiste qui lui ouvrira les portes du paradis de la consommation ! Nous créons notre propre avenir...

131.

Le samedi 29 mai, je suis allée faire la première vaccination avec Pfizer. Ce n'était pas par conviction ! La semaine s'est passée sans symptômes, douleurs ou autres.

Le samedi suivant, j'ai commencé à saigner des gencives (je pensais avoir une gingivite). J'avais aussi un fort arrière-goût de rouille[17] dans la bouche.

Le lundi soir, je me suis aperçu que des petits points rouge foncé et marron étaient apparus sur mes pieds et sur mes chevilles. Ayant porté dans la journée des chaussures neuves colorées, j'ai pensé à une allergie à la teinture.

Le mardi les points rouges se sont amplifiés, le mercredi encore plus, jusqu'au genou. Je suis allée dans une pharmacie pour me renseigner si c'était bien une réaction à la teinture des chaussures.

Après m'avoir posé quelques questions, la pharmacienne a conclu que je faisais une réaction à la vaccination.

Rendez-vous dans la foulée chez mon généraliste. Inquiet, il me prescrit une prise de sang.

Je précise que je n'ai aucune maladie, ne prends aucun traitement médicamenteux, et que j'ai une bonne hygiène de vie : je mange équilibré, je ne fume pas, je bois juste un verre d'alcool de temps en temps. Je ne me sens pas fatigué, juste un mal de tête virulent depuis le matin... moi qui n'en ai jamais !

Résultat, j'ai des taux de plaquettes dangereusement bas.

─────────────

17 Ce goût de rouille, et le goût métallique noté par d'autres vaccinés, s'expliquent sans doute par l'oxyde de graphène présents dans les vaccins.

7 000 alors que la moyenne est entre 150 000 et 450 000. Direction les urgences après des appels alarmants de mon docteur et du laboratoire. Perfusion, scanner de la tête. L'équipe médicale contacte divers hôpitaux et spécialistes pour me prendre en charge. Je suis transférée en urgence au CH de Niort en service interne hématologie. Nouveaux examens, prise de constance régulière, mise en place d'un traitement en corticothérapie pour 3 semaines. Surveillance de mes plaquettes..... Bilan, ma gingivite était en réalité une hémorragie buccale, mes petits points sur les jambes sont des pétéchies, j'ai un purpura thrombopénique. En clair, je suis en train de faire une hémorragie interne silencieuse.

Si cette journée-là, je n'avais pas été aux urgences, je serais morte pendant mon sommeil !

Au bout de cinq jours d'hospitalisation, mes plaquettes remontent grâce aux corticoïdes et mes pétéchies ont disparu.

Je suis fatiguée, je n'ai plus d'énergie, mon sommeil est perturbé.

Arrêt maladie. Prise de sang hebdomadaire pendant 2 mois (tout se détraque lymphocyte, leucocytes explosent les scores), ECG, échographie complète de tous les organes (rate, foie, estomac....) risque d'avoir été endommagé pendant l'hémorragie interne. Nouveau scanner injecté de la tête. Ouf, tout est OK.

Traitement qui me détraque l'estomac, troubles du sommeil, maux de tête, réaction à certains médicaments, fatigue et baisse d'énergie (je suis plutôt du genre hyper active)... Bon, tout ça a duré deux mois.

J'ai déclenché de la photophobie (je ne supporte pas le bruit en continu et ne supporte plus trop de luminosité).

Bientôt trois mois que je suis en arrêt maladie.

Mes résultats sanguins sont revenus à la normale. Je suis encore toujours assez vite fatiguée. Deux heures d'activités continues non violentes et je ne suis plus bonne à grand-chose pendant deux heures. Donc un peu le matin et dans l'après-midi.

Je suis toujours sous surveillance plaquettaire.

L'hématologue qui suit mon dossier m'a fait un certificat médical précisant : *effet secondaire potentiellement grave suite à une première injection du vaccin COMIRNATY (Pfizer). Cela contre-indique donc la deuxième injection.*

Potentiellement grave ?! Ah oui : je ne suis pas morte !

Voilà mon parcours.

132.

Ma fille, qui n'a pas tout à fait 16 ans, a fait hier sa rentrée au lycée. Elle y a retrouvé ses copines. Après avoir discuté avec elles, voici le bilan : 100 % de celles qui se sont fait vacciner ont des problèmes de règles. Soit elles ont des règles en continu depuis le vaccin, soit elles n'ont plus aucune règle depuis le vaccin. J'ai bien dit 100 %.

133.

Mon père est décédé le 9 juillet 2021, il avait fait une injection le 4 juin pour partir en voyage.

Il avait choisi le Moderna. Son ami Patrick avait eu de graves soucis avec le Pfizer 5 jours après son injection en mai, il était resté trois semaines à l'hôpital. Depuis, il a la maladie de Menière.

Mon père, lui, a eu des maux de ventre suite à son injection. Puis, le 7 juillet, il a ressenti des douleurs intenses : jambes, bras, dos, reins, cœur. Il a beaucoup souffert jusqu'à son arrêt du cœur. On n'a pas pu le rapatrier, il a été inhumé dans le pays ou il était parti en voyage. Suspicion de myocardite.

Je l'aimais beaucoup, il me manque.

134.

Je pense que tout le monde devrait lire mon histoire. C'est loin d'être mon genre de parler comme ça sur les réseaux, mais aujourd'hui, je pense vraiment que mon histoire devrait être lue et comprise par le maximum de gens !

J'ai l'impression d'être dans un cauchemar et de ne pas être capable de me réveiller !

Mardi, il y a environ deux semaines, malgré mon idée déjà faite sur le vaccin (je ne voulais pas le prendre), je me suis laissée convaincre d'aller chercher la première dose !

La nuit d'après, j'ai été mal en point, mais au bout de vingt-quatre heures ça m'a passé.

Vendredi le 27 août, le jour de ma fête, j'ai commencé à avoir un énorme point à la poitrine. Vite, comme ça, je me suis dit *Non Véro, panique pas, ça va aller...* Mais non, ça s'est mis à empirer.

J'ai donc appelé info santé et en leur parlant mon état a tellement empiré que ma gorge s'est mise à me serrer et ma langue s'est mise à enfler... Je n'arrivais plus à avaler et presque plus à respirer !

Je me suis donc rapidement dirigée vers les urgences les plus proches qui m'ont tout de suite prise en charge. Après plein de tests, on finit par me dire que j'ai peut-être une péricardite (inflammation de l'enveloppe de mon cœur), alors que mon cœur a toujours été en parfaite santé ! Et, surprise surprise : c'est à ce moment-là qu'on m'annonce que la péricardite est une conséquence fréquente du vaccin...

Ils m'ont laissée partir en me disant seulement de prendre de l'Advil et de revenir dans quarante-huit heures si ça ne passe pas.

Un peu confuse, je rentre à la maison.

Les jours passent et la pression empire dans ma poitrine, comme si quelqu'un était assis sur moi et m'empêchait de respirer.

Mercredi, j'ai ressenti d'énormes chocs électriques au cœur. Je n'étais pas capable de monter les marches sans être terriblement essoufflée, plus essoufflée que je ne l'ai jamais été.

Je suis allée au CHUM[18] à Montréal dans l'espoir de peut-être savoir ce qui m'arrivait réellement !

Aujourd'hui, après que les docteurs m'aient dit que j'avais une péricardite aiguë et qu'ils m'aient donné trois mois de traitement d'anti-inflammatoire et d'antibiotiques, la douleur continue d'augmenter... J'ai de plus en plus mal à mon cœur et de gros

---

18 Centre hospitalier de l'Université de Montréal.

serrements dans ma poitrine ! Je me couche en boule en sueur, avec souvent l'impression que je vais faire une crise cardiaque...

D'ici une semaine, je serai revue en cardiologie.

Trouvez-vous ça normal, vous, que les gens gardent tout ça sous le silence ? Parce que plus j'en parle, plus je me rends compte que bien des gens vivent la même chose présentement ! Je ne peux pas concevoir qu'un vaccin puisse me rendre d'un jour à l'autre aussi mal en point, si mal que je doute de ma survie !

Alors toi qui me lis, si tu pensais à aller te faire vacciner... N'Y VA PAS S'IL TE PLAÎT ! J'ai 28 ans et normalement, je suis en parfaite santé ! J'ai reçu le vaccin Pfizer, qui est théoriquement le plus sûr des trois...

Surtout, partagez en grand nombre. Peut-être que ça pourra ouvrir les yeux de l'un de vos proches.

135.

J'ai hésité longtemps avant de publier ceci. Je ne suis pas anti-vaccin. Je veux juste mettre en garde.

Le 28 mai passé, j'ai reçu ma première dose de vaccin Pfizer. Le lendemain, j'ai eu un peu mal au bras, normal, sans plus.

Le 5 juin, j'ai commencé à avoir des palpitations au cœur et à me sentir pas super bien... (Oui, je fais des crises d'angoisses depuis que je suis ado !) Mais je laisse ça comme ça.

Le 9 juin, grosse crise d'urticaire et une sensation de pression au cœur qui ne part pas, je me sens vraiment angoissée. Je ne pense pas au fait que je me suis fait vacciner, je ne fais pas le lien.

Le 15 juin, je décide de consulter... J'explique au médecin que je n'arrive pas à contrôler mes crises d'angoisses, alors que je les contrôle seule depuis que j'ai 15 ans ! Ce n'est pas normal... Il me prescrit des anti-allergies pour l'urticaire et des pilules contre l'anxiété... Je commence les médicaments, rien à faire.

Le 22 juin, je retourne au médecin en lui mentionnant que sa fonctionne pas : je ne peux pas les prendre le jour, je m'endors, etc.

On change de pilules d'anxiété.

Trois semaines ont passé sans que les pilules fonctionnent vraiment, sauf qu'elles me font sentir comme sur un nuage. J'endure, je dois me calmer et faire avec ! Et c'est là que ça se corse...

Le 23 juillet à 12 h 30, je vais chercher ma deuxième dose de Pfizer. L'infirmière m'explique que plusieurs personnes dans les trente ans et moins ont des problèmes au cœur après, etc. Je suis là : *go, donne-moi-la, que je parte !*

À 15 h, j'ai l'impression que quelqu'un m'a assommé avec une barre de fer derrière la tête tellement j'ai mal. Le lendemain matin je me sens très mal (comme un méga hangover), et dimanche matin quand je me réveille, ça ne va pas ! Mon cœur veut s'arracher de mon corps, la douleur est insupportable, je deviens tout étourdie avec des coups de couteau au cœur, les doigts engourdis et ma tête qui veut exploser !

Je demande à mon conjoint de m'apporter à l'hôpital. En arrivant là, l'infirmière m'examine tout de suite, me fait un électrocardiogramme et elle me dit de patienter, qu'elle le montre au médecin. Je retourne m'asseoir et elle me rappelle en me disant qu'elle doit contre-vérifier avec un autre électrocardiogramme. Donc, je m'installe et ils me font ça. Elle repart voir le médecin, mais cette fois-ci elle me fait rester coucher, elle revient et en panique pour savoir qui avait des problèmes cardiaques dans ma famille, etc. Finalement, on m'installe en observation, l'infirmier arrive avec le moniteur et de la nitroglycérine !

Il m'en donne une première fois... rien change... deuxième fois, rien change... troisième, ça descend un peu, mais la pression au cœur est toujours là, on me fait passer plein de tests et on me garde en observation toute la journée. Le soir vers 18 h, on vient me voir en me disant que je suis stable, j'ai eu une anomalie au cœur, mais ils ne savent pas quoi. Un cardiologue va m'appeler en externe (que j'attends encore, by the way !) donc en attendant je peux retourner à la maison ! Sans qu'ils me disent ce que j'ai vraiment...

Mercredi, le 28 juillet, rien passe ! Tout est encore présent, j'ai toujours tous les symptômes : mal de tête, étourdissement, engourdissement, douleur au cœur, face enflée comme un ballon, fatigue, et même des ganglions sous les bras !

Je retourne aux urgences (qui débordent) et j'arrive devant une infirmière qui est à bout et qui me dit : *Ben si tu es parti c'est que tu n'as rien, on déborde tu vas attendre longtemps.* J'attends jusqu'au soir et un autre infirmière me dit : *Peut-être une péricardite, mais si oui ça peut partir tout seul.* Finalement, j'ai quitté, parce que j'avais encore minimum dix heures à attendre. Vous pouvez imaginer à quel point c'est pas normal.

Vendredi 13 août, je décide de reprendre un rendez-vous avec un médecin. Parce que j'ai trop mal à la tête, je me sens étourdie et j'ai la moitié du visage engourdi. Il m'examine et me dit que ma pression est extrêmement haute et qu'on doit la réduire avec des médicaments. Il me souhaite que ce soient des effets secondaires temporaires, mais comme il dit, personne ne sait !

Aujourd'hui, presque un mois plus tard, j'ai des sensations d'aiguilles au cœur de temps en temps, et j'ai encore mal à la tête et des étourdissements. Mais aucune réponse, sauf que c'est des effets secondaires du vaccin !

En passant, quand j'étais hospitalisé plusieurs personnes étaient là pour des symptômes au cœur suite au vaccin !

Donc, la tranche des gens de trente ans et moins, soyez attentifs à vos symptômes ! C'est pas normal qu'un vaccin contre une maladie qui ne tue pas notre tranche d'âge nous rende malades !

Pensez-y deux minutes !

Je trouve qu'on y va fort avec un vaccin qui n'a pas d'étude !

Faudrait peut-être commencer à se fier aux décès !

Pis, sors-moi pas que c'est à cause de l'anxiété que ça m'est arrivé ! C'est pas le cas !

Pis, si tu es enfermée chez toi à avoir peur en écoutant TVA nouvelle toute la journée et que tu veux le vaccin, bin, vas-y ! Go for it girl ! Je suis pas contre non plus… Sauf qu'un jour, va falloir apprendre à vivre, mais pas dans la peur !

Je suis contre le passeport, parce que je comprends les gens qui veulent pas se faire injecter ça ! Pas normal qu'on se fasse menacer pour se faire vacciner !

Pis, viens pas me dire *y'a rien là, ça va passer...* T'en sais rien, pis moi non plus... Pourquoi ?! Parce qu'on est l'étude !

François Legault, tu fais quoi avec nous ? Après nous avoir brisés avec ton magnifique vaccin ? Pourquoi ? Pour notre liberté ? Je peux te garantir que personne va me faire prendre une troisième dose et que JAMAIS tu vas obliger ma fille à recevoir ce vaccin-là ! Tu fais quoi avec les jeunes filles qui ont des difficultés avec leurs menstruations ?!

136.

Voilà, je me décide à témoigner des suites du vaccin.

Début mars, je me lance et me fais vacciner avec l'AstraZeneca.

La nuit, j'ai un bon syndrome grippal, je me dis que c'est normal. Le lendemain matin, je commence à gonfler des oreilles et des plaques arrivent sur mon corps, mes mains et mes pieds. Ces plaques grandissent (elles font jusqu'à 30 cm de diamètre) puis disparaissent. Elles me brûlent, me grattent, me lancent comme des décharges électriques.

Une semaine après, je vois un dermatologue, qui me fait réaliser plusieurs examens sanguins, tous bons. Il me prescrit également un traitement d'antihistaminiques à forte dose. Le traitement n'est pas efficace. J'ai essayé quatre traitements différents, aucun ne fonctionne. Pendant ce temps, les plaques envahissent ma vie et me handicapent. Je vois les plaques apparaître presque à vue d'œil. Travaillant de nuit, il y a des jours où, étant en pleine crise, je ne peux plus marcher. Le dermatologue me diagnostique une urticaire chronique.

Ma deuxième injection a été le Moderna. Suite à celle-là, re-syndrome grippal, mais surtout une énorme poussée d'urticaire.

Les médecins et la pharmacovigilance ont dit que ce n'est pas à cause du vaccin, que c'était en moi, que c'est juste mon corps qui a réagi au vaccin de cette manière[19]. En attendant, je reste persuadée que je n'aurais jamais eu cela sans les vaccins.

Les traitements oraux ne fonctionnant pas, j'ai commencé des injections, et je peux enfin revivre. Je les continuerais probablement longtemps, mais mon urticaire n'apparaît plus.

137.

C'est mon cœur de maman qui vient faire ce témoignage.

Mardi 24 août, ma fille de 13 ans a reçu sa deuxième dose Pfizer. Le jour même, dans la soirée, sa température a beaucoup monté... J'avais lu et relu que cela pouvait arriver, que c'était normal[20] ; je n'étais donc pas inquiète. Je lui ai donné du doliprane toutes les six heures. Sa température n'a pas baissé.

Mercredi, pareil.

Jeudi, j'ai appelé mon médecin traitant, ou plutôt son remplaçant, qui m'a dit qu'il lui fallait du repos.

Vendredi, toujours pareil.

J'appelle le 15. Le médecin régulateur me rappelle et me dit que ma fille doit être vue par le médecin, j'appelle donc le remplaçant qui me demande de l'amener à 16 h 45. Ma fille est complètement affaiblie, il lui prescrit de la cortisone et du primperan.

Le samedi, ma fille commence à avoir le teint gris. Pas blanc ni jaune, mais bien gris. Sa langue colle à son palais, lorsqu'elle parle il est difficile de la comprendre. Elle marche comme si elle était défoncée (pardonnez-moi l'expression).

C'est l'anniversaire de sa grande sœur, qui fait une soirée pour ses dix-huit ans. Ma fille a du mal à tenir le coup.

Dimanche, je constate que c'est de pire en pire, je décide d'arrêter la cortisone et le primperan, je laisse passer quelques heures et je finis par l'amener aux urgences.

---

19 De la même manière, on pourrait dire aussi que ce n'est pas la mort-aux-rats qui tue les rats, mais les rats qui *réagissent* à la mort-aux-rats en mourant.
20 Le mot *normal* fait tant de dégâts...

Nous sommes arrivées aux urgences à 22 h 10 et elle a été prise en charge à 3 h 30 du matin. Ma fille était allongée à même le sol dans la salle d'attente au milieu d'autres personnes.

Le médecin des urgences finit par l'ausculter. Il me dit qu'il vaut mieux que nous rentrions chez nous plutôt que d'aller en pédiatrie, où elle pourrait choper le covid. J'insiste pour qu'elle soit mise sous surveillance en pédiatrie au moins pour la nuit, et menace de dormir dans ma voiture devant les urgences s'il refuse. Le médecin finit par céder et nous envoie donc en pédiatrie pour la nuit.

S'ensuit une visite d'un premier pédiatre le lundi matin. Ma fille commence à se plaindre de douleurs à l'arrière du crâne. Le pédiatre, qui ne comprend rien aux symptômes de ma fille, lui prescrit du doliprane. Dans la nuit, ma fille continue à se plaindre.

Mardi matin, elle a la nuque raide et douloureuse avec beaucoup de vomissements. Je finis par demander aux médecins un transfert à l'hôpital des enfants de Toulouse.

Là, bizarrement, un scanner et une ponction lombaires sont faits sur-le-champ et détectent une méningite. Ma fille reçoit des antibiotiques dès l'après-midi par intraveineuse, s'ensuit prises de sang, test urinaire, test selles, électro-encéphalogramme.

Résultat : ma fille présente également une encéphalite, son cerveau est au ralenti, et elle souffre aussi d'une légère paralysie faciale.

Mercredi, toujours pas de résultats sur la méningite virale ou bactérienne...

Les jours passent, ma fille commence à revenir à elle, mais avec des difficultés à parler, une mâchoire complètement serrée, et toujours pas de résultats. Une neuropédiatre décide d'intervenir quand même. On lui administre par prévention le traitement de la méningite bactérienne.

On nous demande : *avez-vous un chat à la maison ?* Non.

Aujourd'hui, lundi 6, ma fille se sent mieux. Elle n'a plus la mâchoire serrée et les analyses de sang indiquent la baisse du taux de l'infection (encéphalite). Ils décident de faire rentrer ma fille à la maison, *alléluia* comme elle dit. Sauf que nous n'avons toujours pas de résultats sur la méningite et que, depuis vendredi, ils penseraient à la maladie de lyme. Ils ont envoyé les analyses à Reims pour avoir une réponse.

À notre arrivée en pédiatrie, quand je parle du vaccin, deux pédiatres me disent que s'ils ne trouvent rien, ni virus ni bactéries, ils feront remonter l'information à L'ARS. Mais aujourd'hui, il n'en est plus question : pour eux, cela ne peut pas venir du vaccin...

Voilà notre triste histoire, nous nous rappellerons toute notre vie des dix-huit ans de sa grande sœur, et son petit frère qui a vu l'état de santé de sa sœur ne souhaite plus se faire vacciner quand il aura l'âge... Je serai donc dans l'obligation de le déscolariser.

J'espère que mon témoignage sera lu. Même si c'est un cas sur mille, c'est bien arrivé à ma fille... Nous avons rendez-vous dans un mois pour refaire un électro-encéphalogramme et revoir la neuropédiatre.

Réfléchissez bien, car aujourd'hui je suis une maman triste d'avoir fait vacciner ma fille.

138.

Ma grand-maman habite dans une résidence. Depuis début août environ, sa voisine de couloir a retrouvé ses *règles*. Elle a 85 ans !

Évidemment, il n'y a rien de normal là dedans, hein...

Après investigation et biopsie, on lui a parlé d'un cancer.

Elle est double-vaccinée Pfizer du mois de mars et du mois de mai.

139.

Ma grand-mère a eu, et elle a, plusieurs symptômes. Reliés ou non à la vaccination ? On ne sait pas...

Le 19 mars 2021, elle a reçu la première dose de Pfizer, et le 23 mai 2021, la deuxième dose.

Depuis, elle ressent des douleurs à la tête, d'un seul côté, *comme un bandeau.* Par intermittence, elle entend des bourdonnements, et elle ressent une espèce de malaise au niveau des oreilles. C'est comme une mouche qui se promène dans sa tête. Et elle souffre aussi d'une aura migraineuse : elle voit des petites lumières. Dans un œil, elle a du sang.

Je suis allée voir son médecin avec elle.

Il ne l'a pas examinée, et n'a fait aucun test. D'après lui, tout s'explique par la migraine, migraine qui serait due au stress. Il lui conseille de boire davantage d'eau, de relaxer son cou avec de la chaleur, d'éviter les courants d'air...

Les premiers symptômes sont apparus au cours du mois d'avril 2021.

Ce qui m'inquiète plus particulièrement, c'est qu'elle a fait un épisode bizarre où elle était figée, bloquée... Elle était debout, mais ne pouvait plus avancer, ne pouvait plus bouger les jambes, comme si le signal, l'influx nerveux entre son cerveau et ses muscles était temporairement affecté. Par la suite, elle a été prise de tremblements.

Le médecin a dit que c'est peut-être une *absence* et que c'est normal vu son âge (87 ans). Il ne veut pas investiguer.

Depuis notre visite chez le médecin il y a environ deux semaines, cet épisode de *blocage* s'est reproduit quatre fois. Elle sent aussi une faiblesse dans sa cuisse.

140.

Un de mes amis a un fils de 22 ans. C'est un jeune homme très dynamique qui a bossé dur pour se payer sa formation et faire le job de ses rêves : moniteur de plongée sous-marine... Pour exercer ce métier, il a dû se faire vacciner. Résultat : décollement de la plèvre (la peau des poumons). Il lui est maintenant interdit de plonger, car cela est dangereux pour lui...

141.

Quinze jours après sa première injection du vaccin Pfizer, qui a eu lieu le 7 août, notre fils de 20 ans a fait une myocardite (inflammation du cœur) : fatigue, maux de ventre et de tête qui se terminent par de fortes douleurs dans la poitrine... Il a été hospitalisé quatre jours en service intensif de cardiologie. Pendant au moins un an, il va avoir un traitement, un suivi médical et ne pourra pas faire de sport.

Depuis ce problème, nous avons découvert que d'autres jeunes ont eu les mêmes symptômes, parfois encore plus graves.

Nos jeunes se font vacciner pour retrouver une vie normale, mais on ne les informe pas des risques, notamment cardiaques !

Nous avons signalé sa réaction à L'ANSM et l'hôpital l'a signalé aussi.

142.

Mon aide familiale m'a informée qu'un professeur d'école de ma ville (âgé de 45 ans) est décédé une semaine après avoir été injecté ; j'ai oublié de lui demander quel vaccin on lui avait fait.

Elle m'a aussi dit que son papa, qui est mort d'un cancer en phase terminale, a été déclaré mort du covid. Cette prétendue cause de décès était même inscrite sur une affiche placardée dans le funérarium. Naturellement, elle a exigé qu'on enlève cette affiche !

143.

Le père de mon chum[21] a la diarrhée depuis son injection, mais il refuse d'admettre que c'est une conséquence du vaccin.

Et pour mon père, c'est le même scénario.

Lorsque je suis allée le visiter dernièrement, il s'est plaint de sa santé. Depuis cet été, il se sent très fatigué. Il croit que c'est parce qu'il manque de vitamines. Je lui ai demandé à quel moment il a reçu son vaccin, et il se trouve que c'était en avril... mais il n'identifie pas le vaccin comme la cause de son nouvel état de fatigue.

144.

Avec mon mari, on a été vacciné en avril.

---

21 ami, copain.

La semaine dernière, on a été testé positif au variant brésilien ! Je suis énervée à un point ! Aucune réponse des médecins ni de la Sécu, sauf qu'ils prétendent que je l'ai choppé *léger*. Fiàvre à 40 et depuis trois jours à 38, toux qui me déchire, douleurs atroces, saturation à 91... Alors je n'ose pas imaginer si ce n'était pas léger !

Je serais à la morgue !

145.

J'ai eu la deuxième dose en juillet. Depuis, des bleus ont apparu sur mes jambes. J'ai aussi des saignements de nez et des douleurs dans les mollets, comme si quelque chose avait du mal à passer.

146.

Deux personnes de mon entourage ont commencé à avoir des comportements agressifs quelques jours après leur deuxième dose...

Ce sont deux hommes dans la vingtaine.

147.

Voilà : mon fils de 14 ans s'est fait vacciner. Il a eu les deux doses du Pfizer.

Depuis la première dose, il se plaint de douleur à la nuque. Le médecin nous a dit qu'il a un torticolis. J'ai trouvé cela bizarre, car il a reçu la première dose en juillet, et c'est précisément depuis la première dose qui a mal à la nuque.

On est retourné chez le médecin en août et en septembre. Il nous a encore dit *torticolis*. C'est louche, tout ça, et ça commence à me gaver de ne pas avoir de réponse... Je voudrais savoir s'il y a des personnes qui ont mal dans la nuque depuis le vaccin. Sachant aussi qu'après la première dose il a eu de la diarrhée, mal au crâne, mal à la nuque, et mal au bras.

Je commence à regretter d'avoir fait le vaccin à mon fils et à moi même.

148.

Mon fils de 23 ans s'est fait vacciner pour le boulot. Il a été malade. Depuis, il va mieux, mais il a des points au cœur.

Un ami, qui est anti-vaccin covid, a cédé à la pression familiale. Il s'est fait vacciner. Hier soir, il ne pouvait plus respirer et il a besoin d'oxygène, son teint est gris, comme beaucoup...

Je n'ai pas de leçon à donner, mais... Ne faites pas cette horreur.

149.

J'ai fait mon premier vaccin Covid, car mon travail me l'impose, ou plutôt c'est l'état qui me l'impose, car, sans être soignant, je travaille dans le milieu hospitalier. C'est à contrecœur que j'ai fait cette première injection, ce n'était pas mon choix.

Le 16 août 2021, je fais donc mon premier vaccin de Moderna.

Avant, on m'explique une partie des effets secondaires que je risque d'avoir. Je réponds en disant à la personne qu'elle a été formée pour ne nous dire que quelques-uns des effets possibles, les moins graves ; elle n'a pas su quoi me répondre.

Dès le lendemain, je ressens des douleurs au bras, j'ai la diarrhée et des nausées. Je ressens aussi une grosse fatigue, ma vision est trouble et j'ai des difficultés respiratoires.

Ces trois derniers symptômes sont toujours présents, trois semaines après.

La deuxième vaccination est prévue le 6 septembre 2021.

Je me rends au centre, toujours à contrecœur. Là, un homme me demande si j'ai eu des effets secondaires. Pourtant il avait lu ma feuille, où je les avais tous indiqués. Je les lui dis tous de vive voix, en lui expliquant que je suis toujours dans un état de grande fatigue et que j'ai toujours des difficultés respiratoires. L'homme me dit : *je vais voir ma collègue et je reviens.*

Ils viennent me voir tous les deux, et voici la décision de sa collègue : nous repoussons votre vaccination à dans quinze jours, compte tenu de vos effets secondaires anormaux. S'ils durent encore à ce moment-là, nous verrons quelle décision prendre, sauf si vous voulez vraiment faire le vaccin aujourd'hui.

Je suis un homme en très bonne santé, très sportif, toujours actif, mais depuis cette première piqûre, c'est une cata. Après ça, on vous dit que c'est juste un vaccin...

Ne soyez pas stupide, si vous n'êtes pas obligé de le faire, n'y allez pas, continuez à respecter les gestes-barrières, les distanciations, ça sera plus sûr !

150.

Comme beaucoup de monde, j'ai mis pas mal de temps à me décider à m'exprimer. Puis, il y a eu la goutte d'eau de trop, celle qui fait déborder le vase.

Le jour de la fête des Mères, mon père est décédé d'une crise cardiaque. J'ai assisté à son dernier souffle. Il avait un embonpoint certain, mais cela ne l'empêchait pas de se rendre à droite et à gauche, toujours souriant, prêt à aider son prochain. Il avait été vacciné à l'AstraZeneca un mois et demi avant sa mort.

Une semaine après sa mort, une personne de mon travail fait un malaise et une hémorragie au cerveau... Bien sûr, il était vacciné.

Puis, une collègue m'annonce que son beau-père qui habite au Sénégal doit être rapatrié d'urgence, car il a un problème au cœur. Il est gros fumeur... et vacciné à l'AstraZeneca.

Il y a un mois, un ami m'annonce le décès de son père, mort d'une crise cardiaque... Il avait 58 ans, il était en parfaite santé. Et vacciné.

Aujourd'hui, on m'annonce le décès de sa fille, vaccinée comme les autres. Elle est morte d'un problème au cœur. Elle avait 32 ans, et laisse derrière elle deux très jeunes enfants... Et ça, c'est la goutte d'eau !

151.

Ma sœur s'est fait vacciner la première dose le 26 juillet, elle est décédée le 7 août d'une embolie pulmonaire dans la nuit. Elle était en parfaite santé, elle laisse quatre enfants.

On ne me fera pas croire que ce n'est pas à cause du vaccin.

152.

Mon mari a fait sa deuxième injection du vaccin Pfizer le 19 juillet. Quatre jours après sa vaccination, il a commencé à être essoufflé. Trois semaines après, il nous a fait une grosse crise, il n'arrivait plus à respirer. Il a été hospitalisé trois fois. La première fois, il a vu le cardiologue qui lui a suspecté une myocardite. On a passé tout un tas d'examens : radio, scanner, prise de sang échographie. Une semaine après, il nous a déclenché des malaises à répétition avec des vomissements et une baisse de tension. Depuis quinze jours, il est constipé : un bouchon s'est créé au niveau du côlon et de l'intestin, son ventre a énormément gonflé. Gérant d'une entreprise de plomberie, il ne peut plus reprendre l'activité.

Il est complètement déprimé ! Il regrette énormément la vaccination.

153.

J'ai deux enfants. Je suis très sportive, très dynamique, voire speed. Côté santé, je suis allergique aux acariens, pollen, poils de chat. Asthmatique chronique, j'ai un traitement de fond.

J'ai reçu une seule et unique dose de Pfizer le 13/08.

Deux heures après l'injection : tachycardie, malaise, pompiers.

Je me suis retrouvée collée au sol.

J'ai été alitée pendant une semaine avec bouffées de chaleur, bleus sur les jambes, douleurs thoraciques, vertiges, nausées. Aucun appétit : en une semaine, j'ai perdu 3,5 kg.

Voilà donc un mois que je survis, je ne suis pas moi, je n'ai aucune énergie, j'ai des vertiges. Les bleus réapparaissent de temps en temps. Je suis très essoufflée.

Je suis en arrêt, car incapable de conduire ni de me concentrer. Je ne comprends pas ce que l'on m'a fait, je dis souvent que j'ai l'impression d'être droguée. Comme si j'avais la tête à côté du corps. Je suis dans un *brain fog*, je n'arrive plus à gérer quoi que ce soit...

Combien de temps cela va-t-il durer ?

Un mois, pour moi c'est enooorme !

Je suis sous GHD Forte et oméga 3, magnésium, etc.

154.

Je viens de perdre mon oncle et deux amis suite à cette piqûre... et je ne compte pas les connaissances.

156.

Je ne pensais vraiment pas publier un jour, je ne suis pas vacciné et je ne veux pas. Mon fils (30 ans) a été vacciné hier au Moderna. Il n'est pas malade, mais son téléphone tient tout seul sur son bras, ce n'est pas un fake, j'ai moi-même fait la photo.

157.

J'ai reçu ma deuxième injection Pfizer le 8 juillet. Au début, tout va bien.

Une semaine après, je commence à avoir mal à la tête, ça ne passe pas, la douleur est constante. Je m'automédique, car je ne vais pas chez le docteur. (Je sais, ce n'est pas terrible.) Je prends du doliprane tous les jours pour tenir le coup.

Un mois passe, les maux de tête sont toujours aussi présents.

Le samedi 28 août, alors que je suis au travail, je suis prise de fortes douleurs thoraciques, les pompiers m'emmènent aux urgences.

Scanner, électrocardiogramme, prise de sang : RAS.

Le médecin urgentiste me donne de l'ibuprofène et je rentre à la maison, mais mes maux de tête empirent. J'ai l'impression d'avoir la tête dans un étau. Depuis ce jour-là, je suis en arrêt de maladie.

Le docteur en est à son quatrième traitement. Les traitements me calment sur une courte durée, mais pas un jour ne passe sans douleur, ce qui devient difficile à vivre. Mon docteur m'a dit que l'on ne peut pas faire le lien... J'aurais peut-être dû aller le voir dès les premiers signes, mais comme les examens sont normaux, je pense vraiment à un effet indésirable.

Je dois encore voir mon cardio mercredi.

158.

Ma fille de seize ans a eu sa deuxième dose de vaccin covid hier à midi. À 13 h, elle est partie faire la sieste. À 17 h, impossible de la réveiller : elle était comateuse. L'ambulance arrive. Sa tension est à 7.

Ils essaient plusieurs fois de la réveiller, ils n'y parviennent pas.

Arrivée aux urgences.

Elle ouvre enfin les yeux. Elle n'arrive pas à me parler. Je vois les larmes couler sur les joues de ma princesse. Vers 20 h, elle arrive enfin à chuchoter. Mais elle ne peut pas bouger sa jambe droite.

À l'heure actuelle, Kathy est toujours hospitalisée... sa jambe droite ne fonctionne pas.

159.

J'ai une patiente dont la petite fille a eu sa deuxième dose de vaccin juste avant la rentrée scolaire. Et là, elle a fait une sorte de méningite, elle a un œdème cérébral, elle est entre la vie et la mort. Le médecin de réanimation a confirmé aux parents qu'il était certain que le vaccin est la cause. En effet, il a trois enfants en ce moment en réanimation qui ont exactement les mêmes symptômes, juste après la vaccination.

Si vous avez des enfants, ne les faites pas vacciner. C'est une honte. On tue les enfants.

Je me demande où va le monde.

II. Regarder la vérité en face, quelle qu'elle soit...

À la lecture de ces témoignages, vous avez peut-être remarqué que les gens qui souffrent des effets graves et désastreux des vaccins sont assez souvent envoyés dans les services covid et/ou sont considérés comme souffrants d'une forme de covid ou d'une autre...

De cette manière, on attribue à un virus plus ou moins imaginaire, et en tout cas à peu près inoffensif, les ravages causés par les vaccins qui, en théorie, devraient permettre d'éviter d'attraper le virus en question.

Ainsi, le problème passe pour la solution.

Depuis le début de cette sombre histoire, le coronavirus (ou le covid, ou la covid, puisqu'il change de nom toutes les cinq minutes) joue le rôle d'un épouvantail.

Je vous rappelle au passage qu'un épouvantail, mannequin mis dans les champs ou les jardins pour effrayer les oiseaux, est, au sens figuré, une cause de vaines terreurs.

C'est pour fuir cet épouvantail qui les terrifie que tant de gens se sont empressés de se faire vacciner. Puis d'autres, qui n'avaient pas peur pour leur santé, mais qui étaient impatients de retrouver une vie *normale,* se sont fait vacciner eux aussi. Puis d'autres encore, qui craignaient à tort ou à raison de perdre leur emploi.

Quelle que soit la raison pour laquelle les gens ont opté pour le vaccin, ce fut en tous les cas une erreur.

Une tragique erreur.

***

VACCINS COVID

Ceux qui disent que les vaccins protègent les personnes âgées ou à risques, mais sont dangereux pour les jeunes font ainsi, soit par faiblesse de caractère soit par ignorance des faits, un compromis inacceptable avec la propagande gouvernementale et les mensonges omniprésents dont les médias nous entêtent.

La vérité est plus triste, mais aussi plus logique : les vaccins tuent toutes les tranches d'âge.

Les vaccins dits anti-covid n'appartiennent donc pas à une classe inédite et un tantinet mystérieuse de *poison-médicaments* qui tueraient les uns et protégeraient les autres. Ces vaccins sont tout simplement des *poisons-poisons* : tantôt ils rendent malades, tantôt ils rendent stériles, tantôt tuent... et parfois, ou souvent, ils font les trois.

***

Emporté par la force de l'habitude, le courant entraînant de la répétition, on parle des effets *secondaires* ou *indésirables* des vaccins.

Ces adjectifs sont des euphémismes trompeurs.

Revenons au sens des mots.

Ce qui est *secondaire* n'est pas primordial, ce qui est secondaire n'est pas grande importance. Or, ni les AVC, ni les thromboses, ni la mort ne sont des détails. Pour les personnes concernées, leur importance n'a vraiment rien de *secondaire*.

Les effets des vaccins ne sont donc pas *secondaires*, ils sont *graves*.

Graves, désastreux et souvent *mortels*.

Et ils ne sont pas non plus *indésirables,* d'une part parce que ce qui est indésirable n'est pas automatiquement catastrophique et détestable pour autant, mais aussi parce que ces effets graves et désastreux sont ardemment *désirés* par ceux qui cherchent à nous imposer la vaccination.

***

Regarder la vérité en face n'a jamais été facile et de nos jours, c'est particulièrement difficile.

Les puissants de ce monde veulent rendre la vaccination obligatoire parce que c'est un moyen de stériliser, un moyen de rendre infirme, un moyen d'accélérer le vieillissement, et enfin, un moyen de tuer.

Ils se veulent tels des dieux (beaux, forts et rayonnants de santé) face à une population diminuée à tous les sens du terme : amoindrie en nombre et affaiblie, handicapée, défigurée, malade.

Nous avons affaire à une stratégie tout à fait délibérée et consciente. Il n'y a aucun malentendu, aucune erreur, aucun couac et aucun *oups*.

***

Certains se font injecter, puis montent au créneau en disant : « Pour nos enfants par contre, pas question ! On ne sait jamais ! »

Ils ont bien raison de vouloir protéger leurs enfants, mais en se faisant injecter eux-mêmes, ils ont pris le risque d'en faire des orphelins... Quoi de plus vulnérable qu'un orphelin ?

À croire qu'ils ont réfléchi au sujet quatre secondes, mais pas cinq.

***

Selon un journaliste qui s'exprime sur le site du huffingtonpost, l'AstraZeneca serait un vaccin *mal aimé*.

Le choix de ces mots est fort habile.

Il suscite des associations d'idées qui désamorcent l'analyse rationnelle et déjouent la méfiance. L'AstraZeneca est *mal aimé* : c'est donc un pauvre petit vaccin privé d'amour, de câlins et de bisous, un pauvre petit vaccin attendrissant qu'on aimerait prendre dans ses bras pour le consoler ou, à défaut, qu'on aimerait se faire injecter dans le bras...

Mais il n'y a pas que l'AstraZeneca qui fait l'objet d'un ostracisme immérité, d'une discrimination cruelle et injuste. Le cyanure, la mort au rat et les amanites tue-mouche sont *mal aimés*, eux aussi. Pourquoi les gens refusent-ils de les boire, de les manger ?

Ce n'est vraiment pas gentil de leur part.

*****

Il n'y a aucune exagération à dire que les vaccins sont un piège mortel pour souris de laboratoire. Et ceux qui sont au pouvoir font tout pour que nous soyons ces souris naïves, inoffensives, stupides, supprimables et supprimées.

*****

Un candidat à la vaccination est un candidat au suicide.

*****

On dit aux futurs vaccinés qu'il est *normal* d'avoir de la fièvre, une douleur au bras, etc., après l'injection, que ça *arrive,* qu'ils n'ont donc aucune raison de s'inquiéter...

Ils ne sont donc pas inquiets lorsque tout se déroule comme prévu, lorsqu'ils ont de la fièvre, une douleur au bras, etc., jusqu'à ce qu'ils constatent que ces symptômes *normaux* ne passent pas, s'aggravent, et sont suivis par d'autres encore pires, qui eux-mêmes ne passent pas, s'aggravent...

Il est *normal,* au sens de *prévisible, logique,* que les personnes qui reçoivent des injections de poison aient des symptômes d'empoisonnement, et si de nombreuses personnes en reçoivent, de nombreuses personnes en auront... Est-ce que, pour autant, ce grand nombre doit nous rassurer ?

Nous inspirer confiance ?

Nous encourager à nous faire piquer ?

REGARDER LA VERITE EN FACE

Selon un vieux proverbe, *misère aime compagnie,* et c'est vrai... mais est-ce que compagnie doit nous faire aimer misère ?

***

Pour être nombreux à attraper la peste, on n'en meurt pas moins... Il y avait beaucoup de passagers sur le Titanic, ça ne l'a pas empêché de couler.

***

Il se pourrait qu'à un niveau subconscient, certaines personnes préfèrent mourir de façon *normale*, au sens statistique du terme, que de survivre autrement... C'est-à-dire que ces personnes préfèrent une mort collective à une survie plus individuelle, plus personnelle.

***

Les vaccinés font des AVC, des thromboses, des crises cardiaques, des zonas, perdent la vue, etc., mais ils ont droit à un bon d'achat de cinq euros à Carrefour et peuvent aller à la piscine...

***

En ce vingt et unième siècle, la vie humaine ne vaut pas grand-chose. Par crédulité, conformisme ou ignorance, beaucoup de gens se sont empressés de céder la leur contre des vacances ou une place de ciné.

***

Un flot d'ovins laineux se jette sans se poser de questions, tête la première, dans un gouffre vertigineux.

Gouffre tellement profond qu'ils s'y écrasent en silence. Ce qui fait que les moutons qui n'ont pas encore sauté gaiement dans le gouffre ne se doutent de rien : ils n'ont pas la moindre idée du sort qui les attend...

D'ailleurs de quoi pourraient-ils se douter ?

Ils sont somnambules, dorment les yeux ouverts. En 1914, les soldats qui partaient se faire massacrer la fleur au fusil et le sourire aux lèvres dormaient debout, eux aussi.

À nous de nous extraire de cette foule lobotomisée avant qu'elle ne nous entraîne avec elle dans le gouffre.

***

Faire l'autruche est une stratégie vouée à l'échec. Regardons plutôt les choses en face : nous sommes entrés dans le quatrième Reich.

Les nouveaux juifs à étoile jaune, ceux à qui l'on va bientôt tout refuser, jusqu'à la nourriture, ce sont les non-vaccinés.

Il faut savoir qu'à Varsovie, les nazis ont accusé les juifs d'être contagieux :

> « Un quartier séparé allait être défini dans la ville, réservé aux Juifs, où ils bénéficieraient d'une liberté totale et pourraient continuer à pratiquer les coutumes de leur race. Et si cette zone devait être entourée d'un mur, c'était uniquement par précaution hygiénique, afin d'empêcher le typhus et d'autres "maladies juives" de se répandre dans le reste de la cité. »[22]

La dictature pseudo-sanitaire et ses règles de soi-disant hygiène étaient déjà là, en germe.

Hier le typhus, aujourd'hui le coronavirus (ou le covid, ou la covid, whatever). Les dictateurs du vingt et unième siècle ont une rhétorique et des méthodes comparables à celles des dictateurs du vingtième siècle.

---

22 *Le pianiste*, de Wladyslaw Szpilman.

À noter que le typhus frappa ensuite réellement le ghetto de Varsovie, précisément à cause des mesures *hygiéniques* prises à l'encontre de ses habitants...

De même, pauvreté, suicides, maladies inédites et décès se multiplient en France, et dans le monde entier, en raison des mesures prétendument sanitaires qui ont été prises non pour, mais bien contre, la population.

Le but étant d'en éradiquer la majorité et d'en mettre le restant en esclavage.

***

Victor Klemperer, philologue juif allemand, a très bien disséqué la LTI (*Lingua Tertii Imperii*). Au sujet de cette infâme novlangue, il a dit :

> « Le nazisme s'insinua dans la chair et le sang du grand nombre au travers d'expressions isolées, de tournures, de formes syntaxiques qui s'imposaient à des millions d'exemplaires et qui furent adoptées de manière mécanique et inconsciente. »[23]

Puis, dans son célèbre roman dystopique et prémonitoire, George Orwell a décrit en détail les falsifications infligées à la langue dans la dictature de Big Brother.

Sous le règne de Big Brother, les slogans les plus absurdes sont martelés jusqu'à l'étourdissement : *la guerre c'est la paix, la liberté c'est l'esclavage, l'ignorance c'est la force*, etc. Ces contre-vérités répétées partout comme des mantras abrutissent les gens et les transforment en pions du régime.

> « Ne voyez-vous pas que le véritable but de la novlangue est de restreindre les limites de la pensée ? À la fin, nous rendrons littéralement impossible le crime par la pensée, car il n'y aura plus de mots pour l'exprimer. Tous les concepts nécessaires seront exprimés par un seul mot dont le sens sera

---

23 *LTI, la langue du IIIème Reich* de Victor Klemperer.

rigoureusement délimité. Toutes les significations subsidiaires seront supprimées et oubliées... Chaque année, de moins en moins de mots, et le champ de la conscience de plus en plus restreint. »[24]

Aujourd'hui, la langue du quatrième Reich, la novlangue du vingt et unième siècle, est composée d'une ribambelle de formules creuses et trompeuses : *pandémie, geste-barrière, cas positif, distance sociale, immunité collective, cluster, variant*, etc.

***

Parmi les nouvelles formules, les nouveaux slogans, certains sont intrinsèquement contradictoires.

On entend ainsi parler de *fake news* et d'*informations trompeuses*, alors qu'une information est par définition vraie sinon ce n'est pas une information, mais aussi de *bénéfice-risque*, comme si ces termes que tout oppose avaient en quelque sorte fusionné, que tout bénéfice présentait un risque et tout risque, un bénéfice...

Naturellement, c'est faux : certains choix sont purement suicidaires, comme d'autres sont entièrement constructifs.

On parle aussi de *distance sociale*, alors que cette distance imposée par la dictature est en réalité antisociale, puisqu'elle coupe les liens humains, isole les individus, les sépare les uns des autres. La *distance sociale* et les *geste-barrière* font barrière à l'amitié, la fraternité, la camaraderie, la bonne humeur, l'amour.

Dans la même veine absurde, nous aurons sans doute un jour le *bien-mal*, le *vrai-faux*, le *beau-laid*, le *gauche-droite*, et le *chameau à branchies*.

***

Il n'y a pas plus d'*immunité collective* que de beurre en broche.

---

24 *1984*, de George Orwell.

L'immunité, tout comme la responsabilité, est individuelle par essence. Chacun n'est responsable que de ses propres actes, et chacun n'est protégé que par son propre système immunitaire.

Si votre voisin est immunisé, vous ne l'êtes pas pour autant, et réciproquement. Viser l'immunité collective, c'est viser l'arc-en-ciel.

***

Via les médias et les réseaux sociaux, les slogans les plus menteurs nous harcèlent sans relâche comme une meute de chiens enragés, avec pour objectif de tuer notre intelligence et de réduire en charpie notre esprit critique, notre bon sens et notre instinct de conservation :

> « Se vacciner, c'est se protéger soi et protéger les autres... À chaque vaccination, c'est la vie qui reprend... Tous vaccinés, tous protégés... Les vaccins font l'objet de nombreuses vérifications... Des décès ont été signalés, mais ils ne semblent pas être dus au vaccin... Le vaccin ne rend pas immortel... »

Je résume : si vous mourez deux heures après avoir reçu une injection, ce ne sera pas un meurtre, mais une coïncidence, et le produit qu'on vous a injecté le sera aussi à votre famille.

Si vos enfants ou vos parents décèdent à leur tour suite à cette injection, ils seront morts de coïncidence, eux aussi.

Mettez-vous bien ça dans la tête, et faites-vous vacciner sans crainte.

***

Parmi les injectés qui tombent malades, beaucoup croient (parce qu'on leur a fait croire, et parce que la vérité serait trop dure à accepter) que malgré leur injection, ils ont attrapé le covid...

Mais ce qu'ils ont attrapé est nettement plus grave.

Ce qu'ils ont attrapé, c'est le vaccin.

VACCINS COVID

✳✳✳

Lu sur le site :

> « Une chose à garder à l'esprit est que plus les gens seront
> vaccinés, plus il y aura de cas de maladies accidentelles. Il s'agit
> de maladies qui devraient se produire à un certain rythme dans
> une grande population, mais qui ne sont pas nécessairement
> liées à la réception du vaccin. »

D'après le journaliste qui est l'auteur de ces lignes, plus les gens
seront vaccinés, plus ils tomberont malades — et donc, bien sûr,
plus ils mourront.

Cependant, il n'y aura aucune inquiétude à avoir, puisque leurs
maladies et leurs décès ne coïncideront avec leurs vaccinations que
par une malheureuse... coïncidence, justement.

On nous annonce donc à l'avance une augmentation du nombre
de malades suite à une augmentation du nombre de vaccinés, on s'y
attend, on la prévoit, mais cette augmentation ne sera pas moins le
fruit imprévisible et aléatoire du hasard...

De quelle couleur est le cheval blanc de Henri IV, déjà ?

Noir, bien sûr !

✳✳✳

Des *spécialistes* payés pour dire ce qu'on leur dit de dire sont
catégoriques : mourir sept heures après avoir subi une vaccination,
comme Maxime Beltra, ce n'est pas mourir de cette vaccination,
mais d'autre chose.

Sept heures, c'est si long...

Et si ce jeune homme était mort sept minutes après avoir subi
l'injection, ce serait sans doute l'inverse : il ne serait pas mort du
vaccin non plus, mais cette fois-ci parce que le délai serait beaucoup
trop court.

✳✳✳

REGARDER LA VERITE EN FACE

Les vaccins tuent, mais on est sensé ne pas s'en apercevoir, on est sensé être complètement stupide et croire que si les gens tombent comme des mouches après avoir été vaccinés, c'est uniquement en raison d'une multitude de coïncidences temporelles dénuées de toute signification causale et de toute signification tout court : honni soit qui mal y pense !

Aveuglement grotesque fabriqué de toutes pièces par les pervers au pouvoir via les médias à leur solde. La vérité étant que les vaccins tuent, oui, et ce n'est absolument pas étonnant, puisqu'ils ont été fabriqués dans ce but.

Bill Gates a été parfaitement clair à ce sujet.

***

Le problème, avec le doute, c'est qu'il nous laisse désorientés et donc vulnérables face aux influences extérieures.

Le doute ne doit être qu'une étape, ce n'est pas une fin en soi. Ce que l'on doit chercher, c'est la certitude : trouver la vérité et y croire de tout son cœur, quelle qu'elle soit.

Face au vaccin, certains restent *neutres* en se complaisant dans une hésitation perpétuelle, un *oui, mais* sans fin, au lieu de faire preuve de rigueur intellectuelle et de logique jusqu'à parvenir à une conclusion bien claire et une conviction inébranlable.

Ces hésitants aux idées embrouillées et aux cœurs tiédasses refusent de regarder la vérité en face et, par conséquent, finissent par se faire vacciner... Alors que tout ce que les vaccinés gagnent, c'est un pass pour le cimetière.

***

Nous finirons tous au fond d'une tombe.

Cependant, les injectés prennent le risque d'y aller bien plus tôt qu'ils ne l'auraient imaginé. Et, plus triste encore, ils sont persuadés

109

contre toute logique et contre tout bon sens que leur injection va au contraire augmenter leur espérance de vie...

Ils ont cru des centaines ou des milliers de mensonges au cours de la vie et donc, sur leur lancée, ils gobent celui-là comme ils ont gobé les autres. Mais celui-là est mortel.

***

En ce vingt et unième siècle, aimer la vérité de tout son cœur n'est plus un luxe. C'est devenu une question de vie ou de mort.

***

Je veux bien mourir (nous allons tous mourir un jour ou l'autre de toute façon), mais PAS de conformisme. Ni même de résignation, de faiblesse ou de découragement. J'ai écrit un livre entier contre le suicide, ce n'est pas pour participer quelques années plus tard à un suicide collectif. Le vaccin ne passera pas par moi.

***

Même dans les circonstances les plus extrêmes, les plus dramatiques, les plus oppressives, nous gardons notre libre arbitre.
On a tous le choix. On est même la somme de ses choix.

***

On ne peut pas toujours dire les choses gentiment... En ces temps de censure extrême, l'essentiel est qu'elles soient dites.

***

La télévision a abruti le peuple, elle l'a rendu stupide, et maintenant elle le tue.

REGARDER LA VERITE EN FACE

***

La vérité n'est pas belle à voir, mais c'est la vérité. Il faut apprendre à la regarder en face, quelle qu'elle soit.

***

Témoignages sur les effets graves et désastreux des vaccins : ceux qui ne les lisent pas, les écriront.

À propos de Lucia Canovi

Lucia Canovi est agrégée de lettres modernes et lauréate de six prix littéraires.

Elle est l'auteure d'une quarantaine de livres, dont le plus important est sans doute *Mentalpax*. *Mentalpax* constitue un remède naturel contre la dépression, les idées noires et la tentation suicidaire.

Si vous voulez en savoir plus sur Lucia Canovi, lisez *Jeanne revient,* où elle raconte sa vie mouvementée et romanesque avec beaucoup de franchise.

D'autres livres
de Lucia Canovi

Jeanne revient

Mentalpax

Libérez-vous de l'alcool et de la cigarette !

Le Trésor

Le pouvoir du moment futur : Pour en finir avec Eckhart Tolle
et les autres gourous

Le Double Discours : Tariq Ramadan le jour, Tariq Ramadan
la nuit

Réfléchissez !

Rêvez, osez : neuf contes fortifiant l'âme

La clé du bonheur

La clé du calme

Le Petit Livre Qui Fortifie

Le Petit Livre Qui Apaise

L'Islam au-delà des apparences

Table des matières

www.ingramcontent.com/pod-product-compliance
Lightning Source LLC
Chambersburg PA
CBHW051753250726
48659CB00001B/386